ARGHYA UPADHAYA
NANDAKISHORE D
SACHIN DEV

# RETALHOS CUTÂNEOS NA RECONSTRUÇÃO DA CABEÇA E DO PESCOÇO

ARGHYA UPADHAYA
NANDAKISHORE D
SACHIN DEV

# RETALHOS CUTÂNEOS NA RECONSTRUÇÃO DA CABEÇA E DO PESCOÇO

ScienciaScripts

**Imprint**



Cover image: www.ingimage.com

This book is a translation from the original published under ISBN 978-620-7-65052-1.

Publisher:
Sciencia Scripts
is a trademark of
Dodo Books Indian Ocean Ltd. and OmniScriptum S.R.L publishing group

120 High Road, East Finchley, London, N2 9ED, United Kingdom
Str. Armeneasca 28/1, office 1, Chisinau MD-2012, Republic of Moldova, Europe
Printed at: see last page
**ISBN: 978-620-8-18577-0**

# RETALHOS CUTÂNEOS NA RECONSTRUÇÃO DA CABEÇA E DO PESCOÇO

# ÍNDICE

# ABREVIATURAS

| S.No. | ABBREVIATION | FULL FORM |
|---|---|---|
| 1. | RSTL | RELAXED SKIN TENSION LINES |
| 2. | LME | LINES OF MAXIMAL EXTENSIBILITY |
| 3. | ENT | EAR, NOSE AND THROAT |
| 4. | GFL | GLABELLAR FROWN LINES |
| 5. | HBO | HYPERBARIC OXYGEN |
| 6. | ATM | ATMOSPHERIC PRESSURE |
| 7. | SIF | SUPRACLAVICULAR ISLAND FLAP |
| 8. | SAP | ANTERIOR SUPRACLAVICULAR PERFORATOR |
| 9. | SMAS | SUPERFICIAL MUSCULOAPONEUROTIC SYSTEM |
| 10. | EMG | ELECTROMYOGRAPHY |
| 11. | DPCFF | DEEP PLANE CERVICOFACIAL FLAP |
| 12. | SA | SUBMENTAL ARTERY |
| 13. | SLA | SUPERIOIR LABIAL ARTERY |
| 14. | FA | FACIAL ARTERY |
| 15. | ILA | INFERIOR LABIAL ARTERY |
| 16. | PAA | POSTERIOR AURICULAR ARTERY |
| 17. | STA | SUPERFICIAL TEMPORAL ARTERY |
| 18. | FFOCF | FREE FIBULA OSTEOCUTANEOUS FLAP |
| 19. | FRAFF | FREE RADIAL ARTERY FOREARM FLAP |
| 20. | ALT | ANTEROLATERAL THIGH |
| 21. | RH-BMP | RECOMBINANT HUMAN BONE MORPHOGENIC PROTEIN |

# CAPÍTULO 1- INTRODUÇÃO

A anatomia intrincada da região da cabeça e do pescoço constitui um desafio para o cirurgião reconstrutivo no sentido de restaurar a forma e a função após o tratamento do cancro. O aspeto estético da face tem de ser considerado nas opções de reconstrução. A cirurgia é o tratamento mais antigo para o cancro. Embora existam várias outras modalidades de tratamento, a cirurgia é a melhor modalidade para a cura do cancro. Além disso, a cirurgia ajuda na reconstrução imediata e na reabilitação dos doentes com cancro.

Tanto a função como a forma têm de ser melhoradas após a reconstrução com uma morbilidade mínima da zona dadora. A reconstrução pode ser imediata ou tardia. A reconstrução imediata é necessária para a cobertura de estruturas vitais. Além disso, é fácil de realizar em tecidos moles e flexíveis. A reconstrução tardia é efectuada em leito cicatrizado, frequentemente irradiado, e também a necessidade de tecido é maior. Por isso, a reconstrução tardia só é considerada em casos de eliminação duvidosa do tumor, de infeção em casos de necrose tumoral e de incapacidade do doente para um procedimento longo. Após determinar o defeito do tecido, são consideradas as opções de reconstrução.

A escada reconstrutiva tem de ser considerada para a reconstrução. Mas em defeitos complexos de reconstrução da cabeça e do pescoço, para uma função óptima, seguindo a escada reconstrutiva, pode ser utilizado o retalho livre. As outras opções, como o expansor de tecidos e o encerramento assistido por vácuo, podem ser consideradas sempre que possível. Mas para obter a melhor forma e função, podem ser necessárias várias fases na reconstrução da cabeça e do pescoço.

Na reconstrução da cabeça e do pescoço, as perdas têm de ser substituídas em géneros. No revestimento da cavidade oral, a cobertura e o suporte têm de ser considerados para a perda de mucosa, pele e osso. Do mesmo modo, no revestimento do nariz, a cobertura e o suporte têm de ser considerados para a perda de mucosa, pele e cartilagem.

Na reconstrução da cabeça e do pescoço, são necessárias várias fases para restaurar a forma, a função e a estética. Os seguintes aspectos devem ser considerados quando a reconstrução é adoptada como modalidade de tratamento

- Os factores causais da malignidade da cabeça e do pescoço.

- Incidência por idade e sexo de vários tumores malignos na região da cabeça e do pescoço.

- Tipos de tumores em vários subsítios da região da cabeça e do pescoço, estádio do tumor e tratamento do tumor.

- Defeito tecidular e opções de reconstrução.

- Complicações e comorbilidade no resultado do tratamento.

## <u>Âmbito do problema</u>

O cancro da cabeça e do pescoço é o segundo tipo de cancro mais frequente na Índia. O "cancro da cabeça e do pescoço" é um termo coletivo que inclui vários tipos diferentes de cancro. São classificados de acordo com a zona em que se iniciam - cavidade nasal e seios paranasais, cavidade oral e lábios, glândulas salivares, nasofaringe, laringe e faringe. Pode ter um impacto importante na auto-perceção do doente e nas suas funções básicas, como a fala e a deglutição. A maioria dos cancros pode ser prevenida.

A luz solar é o principal fator de malignidade cutânea. O álcool e o tabaco são os principais factores causais dos carcinomas da cavidade oral. O tabaco, sob qualquer forma, como o fumo (beedi, charuto, cigarros, cachimbos), o fumo invertido de chuttas na cavidade oral, o rapé, a mastigação de pan, a noz de bétel, causa cancro da cavidade oral e do aparelho aero-digestivo superior.

Outras causas de cancro são dentes afiados, especiarias, má higiene oral, lesões pré-cancerosas, disfagia sideropénica. As lesões pré-cancerosas incluem a leucoplasia, a eritroplasia, o líquen plano e a fibrose submucosa. A imunossupressão após um transplante predispõe ao cancro da pele e da cavidade oral.

## Objectivos da reconstrução

Os objectivos do tratamento dos tumores malignos da cabeça e do pescoço são

- Ablação de tumores
- Restauração da forma
- Restauração da função

## Anatomia da pele

A pele apresenta uma área de superfície que, no adulto, varia entre 1,6 e 2,0 $m^2$, sendo que a área de superfície da cabeça e do pescoço no adulto ocupa aproximadamente 9 %. A sua espessura varia consoante o sexo, a idade e a localização anatómica. A pele masculina é mais espessa do que a feminina em todas as regiões anatómicas. A pele torna-se mais fina nos indivíduos idosos devido às alterações que ocorrem durante o processo de envelhecimento. A pele mais espessa encontra-se nas palmas das mãos e nas plantas dos pés e a mais fina nas pálpebras. Isto depende principalmente da espessura variável da derme e, em menor grau, da espessura variável da epiderme. Ao longo das regiões anatómicas, as caraterísticas da pele variam significativamente, não só em espessura, mas também em cor e textura. Todas estas caraterísticas constituem factores que têm de ser analisados na escolha da zona dadora ideal de um retalho. A pele é constituída por duas camadas inter-relacionadas, a epiderme e a derme, que, juntamente com a camada de gordura subcutânea subjacente, cobrem todo o corpo.[42]

***Epiderme***

A epiderme é a camada fina mais externa da pele. A sua espessura média é de 0,1 mm, mas varia muito, consoante o tipo de pele, a idade, o sexo e a localização. Nas palmas das mãos e nas plantas dos pés, tem 1,6 mm de espessura, mas pode tornar-se muito fina, como nas pálpebras, onde tem 0,04 mm. A epiderme é um epitélio escamoso estratificado constituído por cinco camadas distintas. Estas camadas, de cima para baixo, são o stratum corneum, o stratum lucidum, o stratum granulosum, o stratum spinosum e o stratum basale. A epiderme contém principalmente queratinócitos em fases progressivas de diferenciação. A partir das células do stratum basale (células basais), formam-se novos queratinócitos (células escamosas) que, através de mitose contínua, amadurecem e sobem, mudando de forma e composição. Substituem os antigos que estão mortos e são descartados. Este processo é designado por queratinização. Células epidérmicas especializadas como melanócitos, células de Merkel e células de Langerhans também estão contidas na epiderme. A epiderme não contém vasos sanguíneos e as suas camadas mais profundas são nutridas por difusão a partir da derme subjacente.[42]

***Derme***

A derme é constituída por tecido conjuntivo e está firmemente ligada à epiderme sobrejacente através da membrana basal. É muito mais espessa do que a epiderme (15-40 vezes) e apresenta também uma espessura variável em diferentes locais (por exemplo, 0,3 mm na pálpebra). Os componentes estruturais da derme são principalmente colagénio e também fibras elásticas e reticulares. Está dividida numa região superficial denominada derme papilar e numa região profunda denominada derme reticular. A derme papilar superior contém uma fina disposição aleatória de fibras de colagénio. A derme reticular mais profunda é mais espessa e é constituída por fibras de colagénio grosseiras que estão dispostas paralelamente à superfície da pele. A derme contém capilares na derme papilar e vasos sanguíneos maiores na derme reticular, vasos linfáticos, folículos pilosos com o músculo eretor pili ligado a cada folículo, glândulas sebáceas e sudoríparas, terminações nervosas e receptores sensoriais. As glândulas sebáceas estão presentes em todo o corpo, mas em grande concentração no rosto e no couro cabeludo. As glândulas sudoríparas estão ausentes no vermelhão do lábio.[42]

## ***Camada subcutânea***

A camada subcutânea (subcutis, hypodermis, panniculus adiposus), também designada por camada de gordura subcutânea, situa-se abaixo da derme. É constituída por gordura (quase metade da gordura corporal) e tecido conjuntivo e contém vasos sanguíneos maiores, vasos linfáticos e nervos. Esta camada liga a pele aos músculos e ossos subjacentes, alberga os grandes vasos e nervos que irrigam a pele e desempenha um papel importante na regulação da temperatura corporal. A sua espessura varia consideravelmente de indivíduo para indivíduo e entre as diferentes faces do mesmo indivíduo. É espessa nas bochechas e no pescoço, mas muito fina ou quase ausente nos lábios e nas pálpebras. A gordura subcutânea é dividida em lóbulos pelos septos fibrosos e, em locais específicos, é sequestrada em compartimentos particulares que formam as almofadas de gordura superficial (por exemplo, malar, submental).[42]

## ***Circulação cutânea***

O conhecimento da vascularização da pele é crucial para o sucesso de todos os desenhos de retalhos, uma vez que a sobrevivência do retalho está diretamente associada a um fornecimento adequado de sangue. Os vasos cutâneos vão desde os vasos subjacentes nomeados até à superfície cutânea como artérias septocutâneas ou musculocutâneas. As artérias septo-cutâneas (perfurantes septo-cutâneas ou fasciocutâneas) nascem diretamente dos vasos subjacentes e ascendem através da fáscia ou dos septos dos músculos até à pele. As artérias musculocutâneas (perfurantes musculocutâneas) atravessam o músculo sobrejacente e, depois de darem pequenos ramos dentro da massa muscular, continuam verticalmente até à pele. Os chamados vasos cutâneos são vasos diretos que correm por cima dos músculos e paralelamente à pele, enviando ramos perpendiculares a esta. A porção de pele, juntamente com os tecidos profundos subjacentes, que são fornecidos por um único vaso segmentar, correspondendo a um território vascular anatómico composto, deu origem ao conceito de angiossoma, que foi definido e introduzido pela primeira vez por Taylor e Palmer (1987).

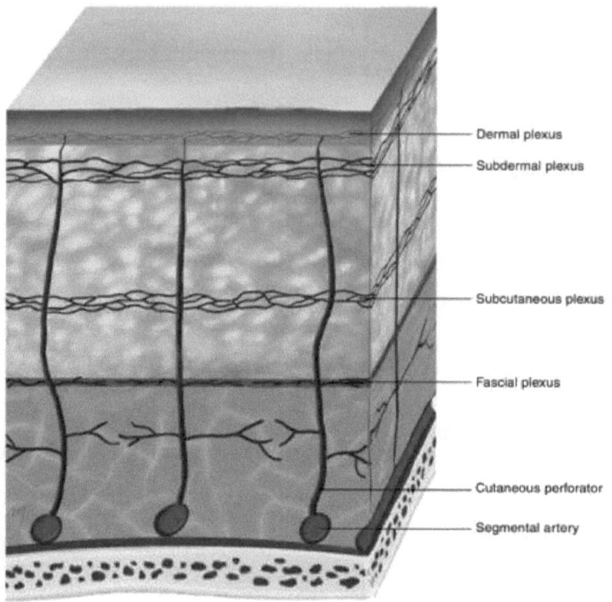


*Fig. 1. A circulação cutânea*

Os vasos cutâneos, correndo em direção à pele, fornecem ramos a cada uma das camadas de tecido que atravessam e que se anastomosam formando extensos plexos horizontais dispostos em diferentes níveis numa complexa rede de vasos sanguíneos. O plexo fascial forma-se ao nível da fáscia, o plexo subcutâneo no interior da gordura subcutânea e o plexo subdérmico na junção entre a derme e a gordura subcutânea. No interior da derme, formam-se dois plexos: o plexo dérmico profundo e o plexo dérmico superficial, imediatamente abaixo da epiderme (plexo subepidérmico, plexo subpapilar).[42]

## Linhas de tensão cutânea relaxadas (RSTLs)

As linhas de tensão da pele relaxada (RSTLs) são as linhas de tensão da pele que seguem os sulcos formados quando a pele está relaxada, e como não são visíveis, são geradas pelo ato de beliscar a pele e observar os sulcos e cristas que se formam (Borges e Alexander 1962). As linhas de máxima extensibilidade (LMEs) representam as direcções em que a pele pode ser avançada com a maior facilidade e são perpendiculares às RSTLs. As linhas de Langer, historicamente utilizadas, foram descritas pela primeira vez por Karl Langer, Ritter von Edenberg (1819-1887), um anatomista austríaco que, em 1861, observou as linhas produzidas pela introdução de pinos redondos na pele de cadáveres (Langer 1861). Como representam as linhas de tensão da pele em rigor mortis, nem sempre correspondem às linhas do RSTL (Borges 1984). Em contraste com as RSTL, as linhas de rugas (rítides) são caraterísticas visíveis da pele que correspondem, na maioria dos casos, às RSTL (e, ocasionalmente, com exceção da glabela e das têmporas). À medida que a pele envelhece, torna-se mais frouxa e flexível, e as rugas tornam-se mais numerosas e evidentes, ao contrário das rugas suaves e quase invisíveis da pele jovem, aumentando os locais para camuflar uma incisão. Um retalho deve ser orientado de modo a que as suas linhas de incisão se situem nas linhas de tensão da pele.[42]

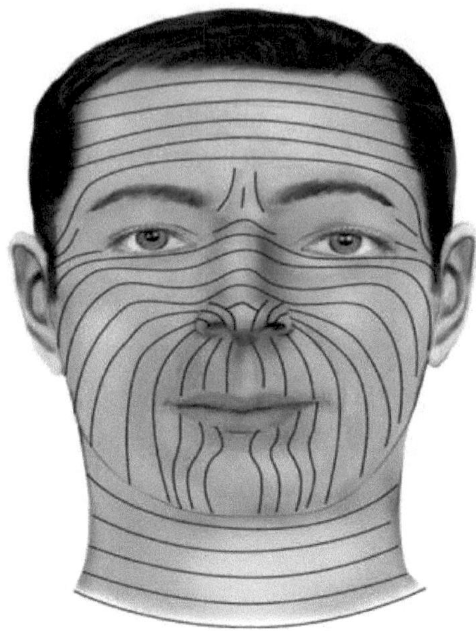

*Fig. 2. Linhas de tensão cutânea relaxadas (RSTLs) da cabeça e do pescoço*

# CAPÍTULO 2 - HISTÓRIA

## *A RECONSTRUÇÃO NA ERA PRÉ-LIVRE*

### *Reconstrução de tecidos moles antes de retalhos livres*

Para compreender as técnicas reconstrutivas actuais, é importante olhar para o passado e ver o que era feito antes do advento dos retalhos livres. Os retalhos cutâneos locais são utilizados há séculos, na verdade há milénios - acredita-se que o retalho paramediano tenha tido origem na Índia no primeiro milénio d.C., embora a primeira descrição só seja conhecida em 1794. Os retalhos cutâneos locais eram de uso comum no século XIX e, no final desse século, a maioria das técnicas utilizadas atualmente já tinha sido descrita.

As próteses maxilofaciais existem, de alguma forma, desde a antiguidade - foram registadas referências históricas da Grécia Antiga e o cirurgião francês Ambroise Paré utilizou-as no século XVI. No século XIX, foram desenvolvidos obturadores mais precisos para defeitos maxilares, incluindo grampos de retenção e reforço metálico. A vulcanite era o principal material utilizado nessa altura, antes da introdução do polimetilmetacrilato em 1936.

Antes da década de 1950, os defeitos deixados após as ressecções de cancro oral não eram normalmente reconstruídos - era utilizada a aposição primária dos bordos da ferida intra-oral sem reconstrução óssea. Qualquer reconstrução era efectuada quando se verificava que não tinha ocorrido recidiva local precoce, mas raramente era utilizado qualquer tecido para além da pele. A reconstrução tardia conduziu à chamada deformidade "Andy Gump" da ressecção anterior, tal como se apresenta numa personagem de banda desenhada aparentemente baseada num doente real. Percebeu-se que os retalhos cutâneos longos podiam ser utilizados se contivessem uma artéria fiável, tendo surgido os chamados retalhos de padrão axial, distintos do fornecimento de sangue aleatório dos retalhos anteriormente utilizados. As duas principais variantes utilizadas foram o retalho frontal, introduzido por Macgregor em 1963, e o retalho deltopeitoral, introduzido por Bakamijan e Littlewood em 1964, ambos ainda hoje utilizados com bastante frequência.

O grande desenvolvimento seguinte foram os retalhos miocutâneos pediculados mais distantes - incluindo os retalhos temporal, platisma, esternocleidomastóideo, grande dorsal, peitoral maior e trapézio. Alguns destes retalhos já existiam desde o século XIX, mas eram pouco utilizados e só na década de 70 é que se generalizou a sua utilização.

O retalho de platisma foi descrito pela primeira vez por Gersuny em 1887 para reconstruir um defeito de espessura total da bochecha, e o retalho esternocleidomastóideo por Owens em 1955. Ambos são atualmente raramente utilizados e considerados pouco fiáveis. Em 1978, o retalho do grande dorsal, baseado na artéria e veia toracodorsal, foi desenvolvido para utilização na cabeça e pescoço por Quillen et al, tendo sido repopularizado por Olivari em 1976. Na verdade, foi descrita muito antes pelo cirurgião italiano Iginio Tansini para a reconstrução mamária em 1896, quando teve um breve período de popularidade. O primeiro relato do retalho do músculo peitoral maior foi feito por Hueston e McConchie em 1968, que o descreveram como parte de um retalho deltopeitoral composto. Brown et al utilizaram o retalho do músculo peitoral maior em 1977 para cobrir um defeito do mediastino, mas a sua primeira utilização na cabeça e no pescoço foi descrita por Ariyan em 1979. A partir daí, foi rapidamente adotado como o principal retalho reconstrutivo até à utilização comum de retalhos livres, e a sua utilização estendeu-se às secções das costelas. O retalho do trapézio (descrito como variante superior, ilha lateral e inferior) tem sido menos utilizado, sendo que a inclusão de osso da clavícula lateral ou da espinha da escápula também são variantes publicadas.[40]

*Reconstrução óssea antes dos retalhos livres*

A reconstrução óssea na era pré-retalho livre consistia em enxertos de osso cortical não vascularizado, relatados pela primeira vez por Bardenheuer em 1892; uma técnica amplamente utilizada na Primeira Guerra Mundial, com a costela e a tíbia como locais doadores comuns. Os enxertos eram enxertos em bloco ou osso esponjoso particulado em bandejas metálicas, mais frequentemente obtidos da crista ilíaca. Este último foi popularizado na década de 1960, mas associado a elevadas taxas de insucesso por infeção e extrusão do enxerto. No final dos anos 70/início dos anos 80, o desenvolvimento e a repopularização dos retalhos pediculados miocutâneos deram novas opções - uma combinação de serrátil anterior com costela, peitoral maior com costela, clavícula ou osso esterno, ou retalho da escápula com osso da escápula. Estas técnicas são consideradas relativamente simples, mas a vascularização e a qualidade do osso são fracas e a flexibilidade de reposicionamento do retalho é limitada. No entanto, continuam a ser utilizadas em casos de doença benigna. Em 1976, Prein et al relataram a utilização de uma placa de aço inoxidável para cobrir uma secção de mandíbula ressecada. Em 1977, Buncke usou o primeiro retalho livre vascularizado contendo osso - um retalho osteocutâneo transferindo a costela para a tíbia. O primeiro enxerto ósseo vascularizado da mandíbula surgiu em 1978, quando McKee relatou a transferência microvascular de um segmento de costela para a mandíbula, antes de surgirem os retalhos livres ósseos, tal como os conhecemos atualmente, no início da década de 1980.[40]

*Anastomose vascular e microcirurgia*

A cirurgia vascular é praticada há centenas de anos - em meados do século XV, a ligadura e a sutura vasculares eram efectuadas para tratar ferimentos de batalha. Várias reparações vasculares estão documentadas em meados e finais do século XIX. A primeira anastomose vascular humana documentada foi efectuada por Nikolai Eck, em Leningrado, na Rússia, em 1877, quando criou uma derivação portocaval. Em 1896, JB Murphy voltou a ligar as extremidades de uma artéria femoral cortada por um ferimento de bala. Uma figura importante nas técnicas de anastomose de vasos foi Alexis Carrel, um cirurgião e biólogo francês que trabalhou em Chicago e, mais tarde, em Nova Iorque. Em 1902, relatou um método de fixação de vasos sanguíneos em que as extremidades são enroladas como uma braçadeira e suturadas, utilizando agulha fina e fio que obteve numa retrosaria próxima. Entre 1902 e 1909, transplantou numerosos órgãos: rim, baço, ovário, glândulas supra-renais, tiroide, coração e bloco coração-pulmão, todos entre cães. Em 1906, transplantou com sucesso uma coxa de um cão para outro, uma proeza que precedeu em 56 anos o primeiro transplante bem sucedido de um membro humano. Carrel foi galardoado com o Prémio Nobel da Medicina e Fisiologia em 1912 "em reconhecimento do seu trabalho sobre sutura vascular e transplante de vasos sanguíneos e órgãos". Grande parte do seu trabalho foi efectuado em colaboração com o fisiologista americano Charles Guthrie, cujo legado, segundo se afirma, tem sido relativamente ignorado. A anastomose macrovascular na cirurgia de transplantação desenvolveu-se a partir da década de 1930, com o primeiro (e mal sucedido) aloenxerto renal humano por Yu Yu Voronoy na Rússia em 1933, e o primeiro transplante renal bem sucedido por David Hume e Joseph E Murray no Peter Bent Brigham Hospital em Boston em 1954. O trabalho macrovascular prosseguiu em seres humanos com a reinserção de uma amputação traumática do braço de um rapaz de 10 anos ferido num acidente de comboio em Boston, EUA, por Robert Malt e Charles McKann em 1962. Estes pioneiros trabalharam com vasos sanguíneos de maiores dimensões do que os utilizados nos retalhos livres. Foi necessário o desenvolvimento de suturas e instrumentos finos, juntamente com a ampliação, para reduzir o tamanho necessário dos vasos para cerca de 1 mm de diâmetro.

O cirurgião otorrinolaringologista sueco Carl-Olof Siggesson Nylén é geralmente considerado o pai da microcirurgia - construiu o primeiro microscópio operatório na Universidade de Estocolmo em 1921. Inicialmente, utilizou-o para operar animais e, mais tarde, um doente com otite crónica e uma fístula labiríntica. O seu colega Gunnar Holmgren desenvolveu a ideia e produziu um microscópio binocular em 1922. A utilização clínica do microscópio operatório esteve em grande parte confinada à otorrinolaringologia e, mais tarde, à neurocirurgia até ao início da década de 1960, altura em que o interesse se generalizou. Os primeiros microscópios operatórios modernos foram desenvolvidos pela Zeiss na década de 1950, e o primeiro diploscópio, para dois cirurgiões verem simultaneamente, em 1961. Jules Jacobson, a trabalhar na Universidade de Vermont em 1960, descreveu anastomoses microvasculares em vasos com um diâmetro até 1,4 mm, sem utilizar um microscópio, e foi a primeira pessoa a utilizar o termo "cirurgia microvascular". Entre as realizações notáveis que se seguiram, contam-se a reimplantação de um polegar parcialmente destacado por Kleinert e Kasdan em 1963, o transplante do segundo dedo do pé para o polegar em 1960 por Dong-yue Yang e Yu-dong Gu em Xangai, e do dedo grande do pé para o polegar por John Cobbett em East Grinstead em 1968. John Cobbett desenvolveu as ideias de Carrel e publicou pormenores de suturas de tração de biangulação excêntrica para anastomose de vasos em 1967. Um momento decisivo ocorreu em 1964, quando Harry Buncke, um cirurgião plástico americano, relatou a primeira reinserção de uma parte do corpo amputada - a orelha de um coelho - utilizando vasos de 1 mm de tamanho, que realizou na sua garagem com instrumentos feitos em casa. A anastomose de vasos deste tamanho foi considerada crítica, uma vez que se aproxima do tamanho dos vasos que alimentam os músculos e a pele, e tinha sido anteriormente considerada impossível.[40]

*Abas livres precoces*

Os primeiros retalhos livres em humanos foram realizados sem o auxílio de ampliação e ocorreram a partir do final da década de 1950. Seidenberg et al utilizaram um autoenxerto jejunal livre anastomosado à artéria tiroideia superior e à veia facial anterior através de um método de agrafagem, na sequência de uma faringo-esofagectomia por carcinoma de células escamosas em 1959. O paciente sobreviveu 8 dias após a operação, aparentemente morrendo de um acidente cerebrovascular não relacionado, com o enxerto jejunal sendo considerado completamente viável na autópsia. Roberts e Douglas relataram outro caso, com um melhor resultado, em 1961, e no mesmo ano Heibert e Cummings transferiram uma secção vascularizada do antro gástrico para reconstruir uma área de faringo-esófago. Cirurgiões de várias partes do mundo estavam a fazer experiências com transferências de retalhos livres em animais nos anos 60 e início dos anos 70 - incluindo Strauch e Murray, Fujino et al, O'Brien e Shanmugan, e Daniel e Williams. Os primeiros relatos de retalhos livres, tal como os entendemos atualmente, surgiram no início da década de 1970. Harry Buncke e Donald McClean usaram o omento, em 1972, para restaurar um grande defeito no couro cabeludo após ressecção de carcinoma de células escamosas com osso exposto. A artéria gastroepiplóica esquerda foi utilizada e anastomosada à artéria temporal superficial, e o retalho coberto com um enxerto de pele de espessura dividida em malha. O primeiro retalho cutâneo livre utilizado clinicamente foi relatado por Ohmori, Ohmori e Harii em 1972 no Hospital Metropolitano de Tóquio - um retalho temporal baseado na artéria temporal superficial deslocado para outro local do couro cabeludo como tratamento para a alopécia. A contribuição desta equipa para o desenvolvimento dos retalhos livres foi significativa, com a utilização precoce de vários outros retalhos. Em 1973, Daniel e Taylor relataram a utilização de um retalho livre da virilha num defeito da extremidade inferior - um desenho de retalho originalmente descrito por McGregor e Jackson em 1972. Nos anos seguintes, seguiram-se numerosos relatos de casos de sucesso semelhantes. Os primeiros relatos de transferência livre de tecidos na região oral e maxilofacial continuaram após o trabalho de Buncke e McClean em 1972 - em 1973, Kaplan, Buncke e Murray transferiram um retalho livre da virilha para a cavidade oral31. Harii, Ohmori e Ohmori, em 1974, relataram a transferência microvascular de 4 retalhos deltopeitorais para o mesmo local. Em 1976, Panje, Bardach e Krause publicaram os resultados da utilização de retalhos da virilha para a cabeça e pescoço em 4 doentes, todos eles submetidos a ressecções de cancro. Não foi observado nenhum efeito prejudicial da radioterapia nos retalhos. Harashina, Fujino e Aoyagi também publicaram resultados semelhantes no mesmo ano. Em meados e finais da década de 1970, os retalhos livres eram utilizados na reconstrução de uma gama diversificada de défices tecidulares pelos cirurgiões plásticos, como o joelho, a cabeça, os músculos extensores do antebraço e os músculos intrínsecos da mão, tendo como locais dadores a virilha, o dorso do pé, o ombro, o músculo peitoral, o couro cabeludo e o antebraço, o tensor da fáscia lata, a região temporal e a região torácica lateral subaxilar, entre outros. Soutar foi particularmente proeminente quando introduziu no Reino Unido, por volta dessa altura, o "retalho chinês do antebraço", como descrito mais adiante. Durante esta época, um número limitado de cirurgiões de cabeça e pescoço realizava retalhos livres - no final da década, estes retalhos caíram em desuso e o interesse pelos retalhos miocutâneos pediculados regressou, tornando-se o principal método de reconstrução utilizado durante a década de 1980. Estes retalhos eram fiáveis, mais fáceis e rápidos de colher, exigiam apenas uma fase e uma equipa e proporcionavam mais volume do que os retalhos livres disponíveis na altura. No entanto, na década de 1990, a situação inverteu-se e as técnicas de retalho livre tornaram-se o método reconstrutivo dominante utilizado após a ressecção do cancro.[40]

# CAPÍTULO 3 - TIPOS DE RETALHOS

Os retalhos são classificados de várias formas. Em primeiro lugar, distinguem-se pelo local de origem e, em segundo lugar, pela distância entre a zona dadora e a zona recetora como retalhos locais, regionais e distantes. De acordo com a sua composição e o tipo de tecido, são classificados em retalhos cutâneos, fasciocutâneos, musculocutâneos, osteomusculocutâneos, musculares e ósseos.[42]

## Tipos de retalhos de acordo com o fornecimento de sangue

### *Aletas de padrão axial*

Os retalhos de padrão axial são supridos por uma artéria e veia cutânea direta (septocutânea) que é incorporada no retalho ao longo do seu longo eixo. Isto permite que uma grande e longa área seja libertada dos tecidos subjacentes com segurança num comprimento pelo menos igual ao comprimento dos vasos, sem obedecer às limitações da relação comprimento/largura dos retalhos de padrão aleatório.[42]

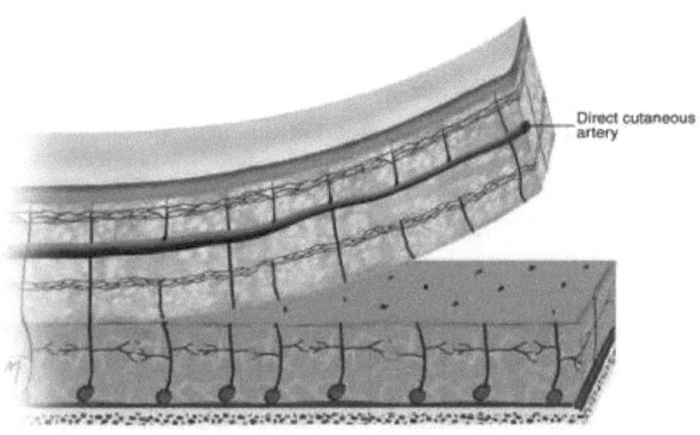


*Fig. 3. Aba de padrão axial*

### *Abas de padrão aleatório*

Os retalhos de padrão aleatório não se baseiam em vasos nomeados, mas dependem do fornecimento vascular do plexo subcutâneo e subdérmico fundido a partir de perfurantes na base do retalho. Os retalhos de padrão aleatório da face são tradicionalmente concebidos com um rácio comprimento/largura que não deve exceder 3:1 para garantir a sua sobrevivência. No entanto, é mais provável que a sobrevivência de um retalho não dependa apenas do seu comprimento, mas a pressão de perfusão e a resistência intravascular dos seus constituintes vasculares desempenham um papel mais significativo.[42]

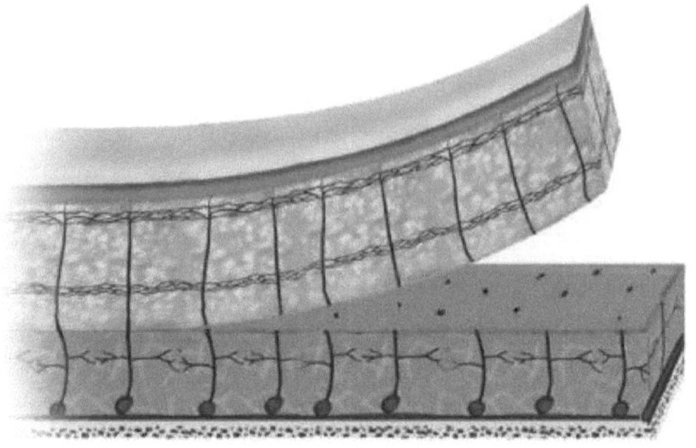

*Fig. 4. Aba de padrão aleatório*

## Tipos de retalho de acordo com o método de transferência

*Retalhos pediculares*

O tecido a transferir permanece ligado à zona dadora através de um pedículo, como uma ponte de tecido, que assegura o seu fornecimento vascular e, dependendo do movimento do retalho e do desenho do retalho, subdivide-se em

Retalhos de avanço - O retalho move-se diretamente para a frente e é posicionado no defeito.

Retalhos de transposição - O retalho move-se lateralmente em relação a um ponto de articulação e é posicionado num defeito adjacente.

Retalhos de rotação - O retalho gira em torno de um ponto de articulação e é posicionado num defeito adjacente.[42]

*Abas livres*

O tecido a transferir é totalmente destacado, juntamente com o seu pedículo vascular, como uma artéria e veia isoladas do local doador, e é transferido para o local recetor, onde o seu fornecimento de sangue é obtido através da junção da artéria e da veia por anastomose microvascular a um novo vaso adjacente ao local recetor.

*Tipos específicos de retalhos cutâneos pediculados*

***Aletas de rotação***

O defeito é triangulado e a aba é classicamente um semi-círculo que roda num arco para alcançar o defeito. O retalho de rotação tem uma base larga onde se encontra o seu ponto de articulação. O defeito deve ser triangulado num triângulo isósceles estreito de 30°. Um tipo específico de retalho de rotação com uma geometria única, muito eficaz para utilização no couro cabeludo altamente inelástico, foi concebido por Worthen (1990). Este converte o defeito num triângulo isósceles com o vértice não superior a 30°. A partir de um dos lados do triângulo, é traçada uma linha de projeção 1,5 vezes o seu comprimento. Esta linha mais o lado do triângulo é o diâmetro do retalho semicircular que roda para fechar o defeito.[42]

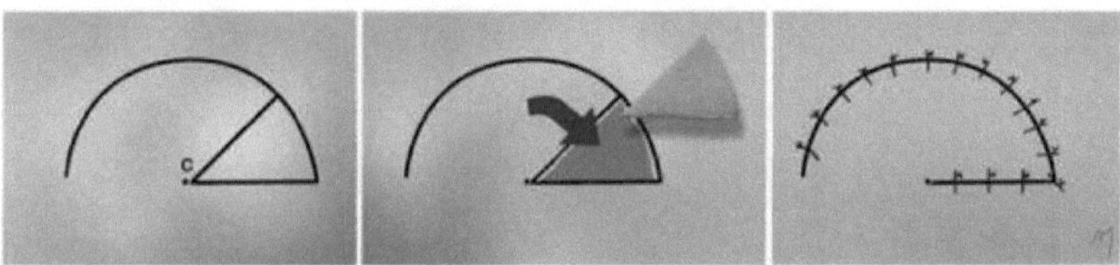

*Fig. 5. Aba de rotação concebida como um semicírculo*

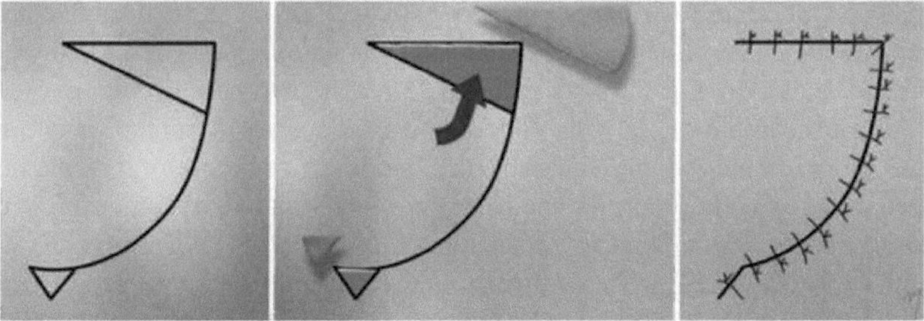

*Fig. 6. Aba de rotação concebida como um arco*

***Abas de avanço***

Classicamente, tem um rácio comprimento/largura de 2:1-3:1. Dois triângulos de Burow são excisados em cada local lateral da base do retalho, impedindo a formação de um cone de pé. Dois retalhos de avanço opostos podem partilhar um defeito maior sob a forma de retalho de avanço bilateral.[42]

***Retalho pediculado em ilha (retalho de avanço em V-Y)***

Com este desenho, o defeito é rectangulado e, numa das suas pleuras, é desenhado um retalho triangular devido a uma incisão em forma de V. O retalho é elevado como uma ilha, totalmente separado dos tecidos circundantes, que se baseia apenas no tecido subcutâneo subjacente (retalho pediculado subcutâneo em ilha). É avançado para o local recetor formando uma linha de sutura em forma de Y. O retalho pediculado em ilha pode ser utilizado como duplo quando é necessário reconstruir uma área maior.

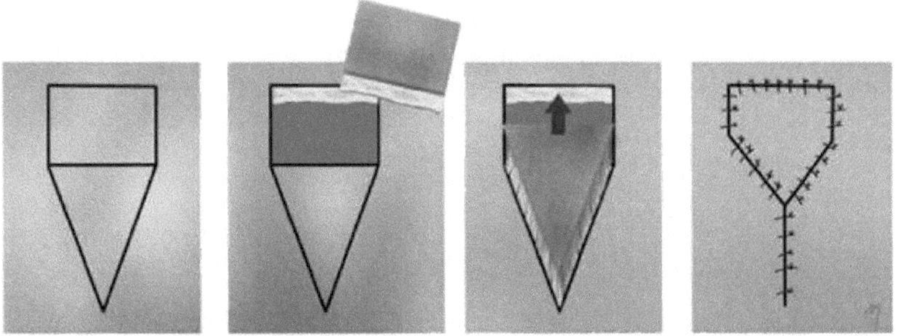

*Fig. 7. Retalho pediculado em ilha*

***Aba de transposição***

O retalho de transposição é utilizado para fechar um defeito adjacente, deslocando-se lateralmente a partir da sua zona dadora, deixando assim um defeito secundário, que deve ser fechado. O retalho interpolado é um retalho de transposição em que a zona dadora não é adjacente ao defeito, mas um tecido normal interveniente separa a zona dadora da zona recetora. O retalho passa então por cima ou por baixo da pele intervencionada para atingir o defeito, mas continua ligado à zona dadora através do seu pedículo vascular. Numa segunda fase, após a formação da revascularização, o pedículo é dividido. Exemplos típicos de retalhos interpolados amplamente utilizados na reconstrução da cabeça e do pescoço são o retalho paramediano da testa e o retalho deltopeitoral.[42]

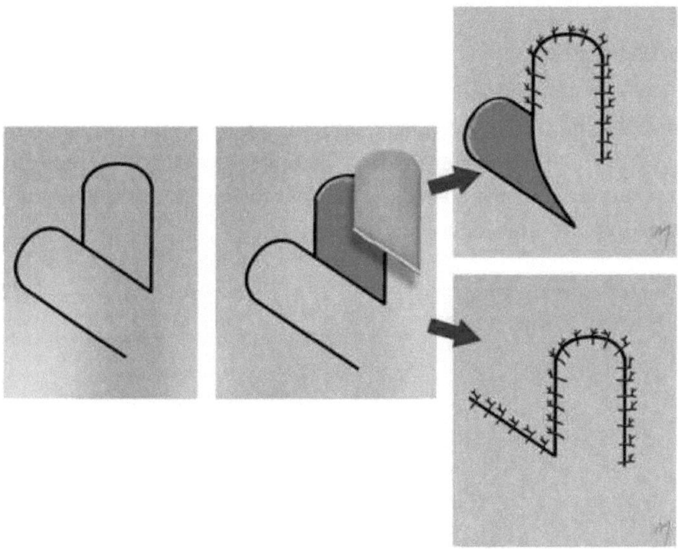

*Fig. 8. Aba de transposição*

***Retalho romboide (retalho de Limberg)***

O retalho romboide é um retalho de transposição com um desenho geométrico rigoroso introduzido por Limberg em 1946. A lesão é excisada como um losango com ângulos internos de 60° e 120°. O primeiro lado do retalho romboide é desenhado desenhando uma linha a partir do ponto exterior do ângulo de 120° que bissecta o ângulo, e o seu comprimento é igual ao lado do romboide. O segundo lado da aba é desenhado a partir do ponto exterior do primeiro lado, paralelo e igual ao lado do losango. O ângulo de 60° é assim formado no vértice da aba do losango.[42]

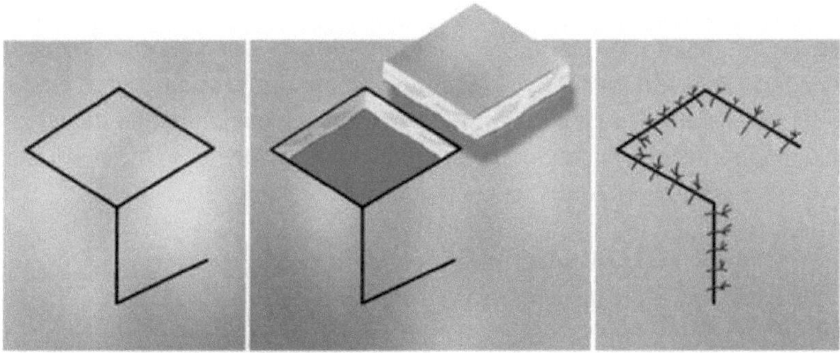

Fig. 9. Retalho romboide

## Aba Dufourmentel

Doufourmentel (1962) modificou o desenho clássico do retalho romboide de Limberg, alterando os ângulos do retalho de modo a não corresponderem às dimensões de 60-120° e alargando a base do retalho. Esta modificação é adequada para uma maior variedade de defeitos e o encerramento do defeito da zona dadora é muito mais fácil de realizar.

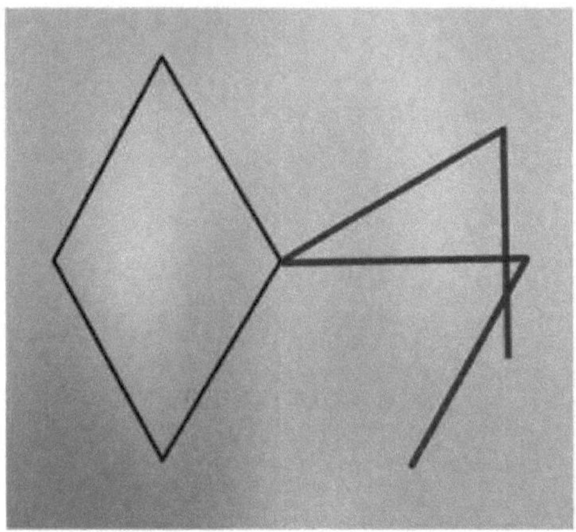

*Fig. 10. Retalho de Dufourmentel (linha azul). Desenho clássico do retalho romboide (linha vermelha)*

## Aba bilobada

O retalho bilobado é um retalho de dupla transposição que foi descrito pela primeira vez por Esser (1918) para a reconstrução nasal. A lesão é excisada de forma circular e o retalho bilobado é concebido como dois retalhos de transposição com um pedículo comum. O primeiro lobo do retalho é concebido num eixo de 45-90° em relação ao eixo do defeito primário e com o mesmo tamanho ou ligeiramente mais pequeno. Este lóbulo roda em direção ao defeito primário, criando um defeito secundário. O defeito secundário será fechado com um segundo membro que se situa num eixo de 45-90° em relação ao eixo do primeiro membro e com cerca de metade do seu tamanho. Assim, o ângulo total de transposição do retalho bilobado varia entre 90° e 180° (com uma tendência predominante de 90°-100°).[42]

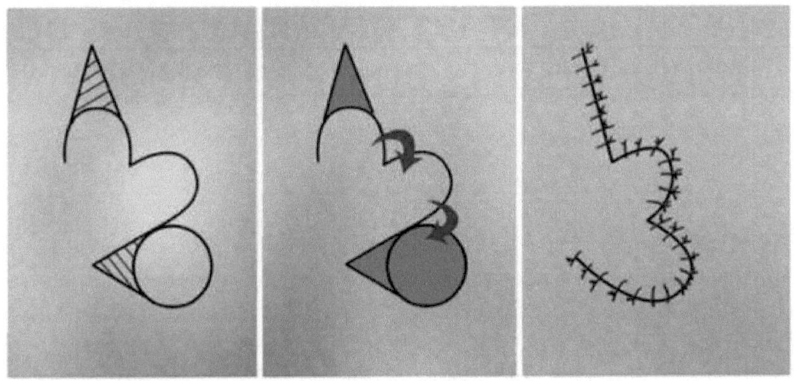

*Fig. 11. Aba bilobada*

# CAPÍTULO 4 - RETALHOS DERIVADOS DO COURO CABELUDO E DA TÊMPORA

*Retalhos derivados do couro cabeludo e da têmpora*

## ***Aba de rotação Worthen***

A conceção de um retalho de rotação no couro cabeludo difere de outras áreas da cabeça e do pescoço devido à rigidez e à rigidez dessa unidade. A falta de elasticidade exige uma geometria rigorosa no desenho. Um retalho de rotação, tal como concebido por Worthen (1990), é muito eficaz na reconstrução de defeitos médios e grandes do couro cabeludo. Aplicando os princípios geométricos definidos por Worthen, o retalho atinge sempre facilmente o defeito, sem a formação de uma orelha de cão ou a necessidade de um corte posterior na sua extremidade distal, como acontece nos retalhos de rotação do couro cabeludo concebidos de forma convencional.

O eixo longo da lesão determina normalmente a orientação do triângulo isósceles que irá rodear a lesão, definindo assim a base do retalho. Existem sempre duas opções para a definição da base. Em defeitos pequenos e moderados, não há necessidade de colocar a base na periferia (contrariamente ao fluxo sanguíneo que vem da periferia), uma vez que o retalho sobreviverá sempre. No entanto, em retalhos grandes, pelo menos um vaso principal deve ser sempre capturado.[42]

## ***Retalho do couro cabeludo em rotação anterolateral***

O retalho foi desenhado de acordo com a geometria do retalho de Worthen. O retalho foi concebido de modo a transferir o couro cabeludo frontal e não o posterior (como seria mais adequado) devido à presença de uma úlcera de pressão na região occipital. Assim, é de esperar uma ligeira distorção da linha temporal. Apesar do seu tamanho, o retalho é muito robusto, pois é ricamente irrigado tanto pelas artérias occipitais como pelo ramo posterior contralateral ao defeito da artéria temporal superficial. A lesão foi excisada e um grande retalho de rotação foi levantado ao nível subgaleal. O retalho foi facilmente rodado preenchendo o defeito sem qualquer tensão. O aspeto pós-operatório mostrou um encerramento satisfatório do defeito cirúrgico sem qualquer sinal de necrose.[42]

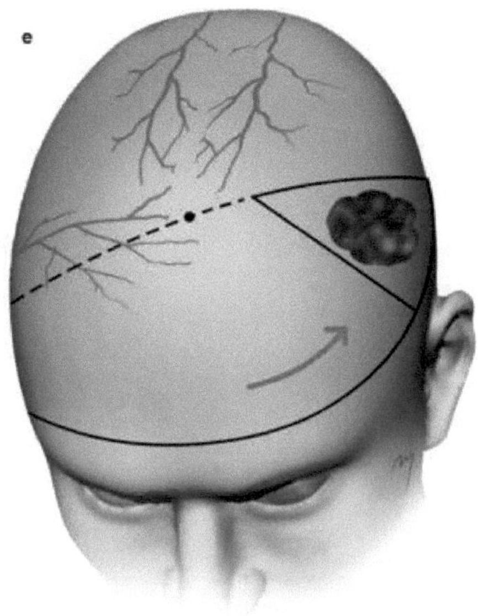


*Fig. 12. Desenho do retalho do couro cabeludo em rotação anterolateral*

***Retalho do couro cabeludo em rotação antero-posterior***

Grandes defeitos da testa e do couro cabeludo frontal podem ser reconstruídos por um retalho de rotação do couro cabeludo colocado na direção anterior-posterior. De facto, neste retalho, o couro cabeludo é o "portador" da pele temporal não peluda que será colocada sobre a pele em falta no meio da testa. Devido à sua rede anastomótica, os vasos do couro cabeludo contralateral alimentam o retalho. A sobrevivência deste grande retalho que se baseia para além da linha média e é alimentado pelos vasos contralaterais é um grande paradigma da robusta vascularização do couro cabeludo.[42]

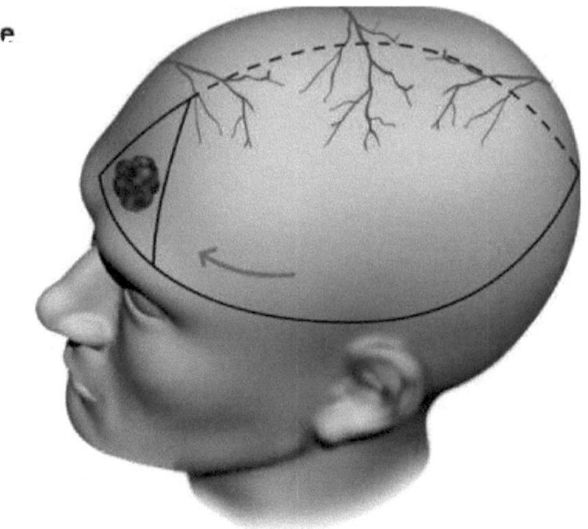

*Fig. 13. Desenho do retalho anteroposterior do couro cabeludo*

## ***Retalho de couro cabeludo de rotação bilateral***

A área delineada da excisão proposta é desenhada como um triângulo com a sua base anterior dentro de uma linha de franzido. A excisão inclui a úlcera primária e o tecido cicatricial circundante. A partir da base do triângulo, duas incisões horizontais opostas até à têmpora são delineadas dentro da mesma linha de franzido que a base do triângulo. Ambos os retalhos de rotação captam as artérias temporais superficiais e recebem também um generoso fornecimento de sangue da parte anterior da rede arterial do couro cabeludo.[42]

## ***Retalhos de rotação posterior do pescoço***

O pescoço posterior pode ser um local doador de retalhos de rotação que transferem pele para defeitos adjacentes da nuca ou da região occipital. Isto foi utilizado num carcinoma basocelular no pescoço posterior que foi excisado e reconstruído por um retalho de rotação do pescoço posterior. A pele do pescoço posterior apresenta uma elasticidade maior do que a do couro cabeludo. Este facto permite que o retalho seja concebido não de acordo com a geometria estrita do retalho de rotação de Worthen, mas de uma forma convencional. O retalho é de padrão aleatório baseado na rede vascular formada pelas perfurantes que suprem a pele do pescoço posterior.[42]

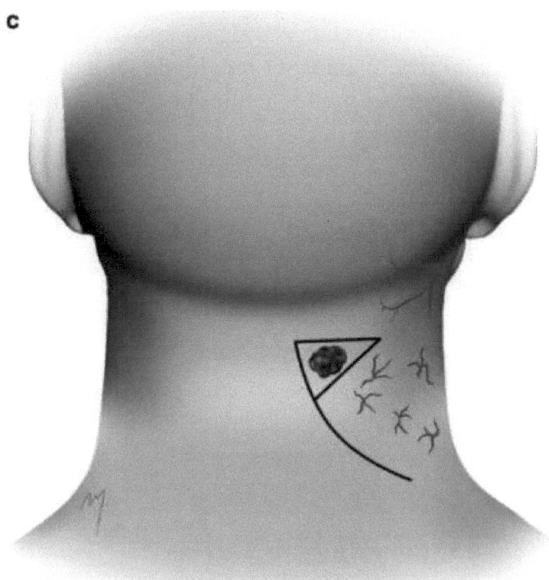


*Fig. 14. Desenho do retalho de rotação posterior do pescoço*

## ***Retalho do couro cabeludo de transposição parieto-occipital com base anterior***

Está planeada uma ressecção ampla de forma circular e a reconstrução do defeito com um retalho do couro cabeludo de transposição parieto-occipital com base anterior. O retalho é delineado com a sua base anterior. O retalho é axial na sua metade anterior, com base no ramo frontal da artéria temporal superficial e nos vasos da fronte. A sua metade posterior é de padrão aleatório, recebendo suprimento sanguíneo através da rede vascular do couro cabeludo. A dissecção é efectuada no plano subgaleal e quase todo o resto do couro cabeludo foi levantado como um retalho longo e grande. À medida que o retalho é levantado no plano subgaleal, tem-se o cuidado de manter o pericrânio subjacente intacto para proporcionar um leito vascular para o enxerto de pele subsequente. Foram efectuadas incisões de relaxamento galeal (pontuação galeal), permitindo um maior alongamento do retalho do couro cabeludo.[42]

## ***Retalhos múltiplos do couro cabeludo (retalho de Orticochea)***

Orticochea descreveu originalmente este retalho, também conhecido como "retalho em casca de banana", inicialmente em 1967 como uma reconstrução do couro cabeludo com quatro retalhos e alguns anos mais tarde (1971) como uma modificação com três retalhos. O retalho de Orticochea é uma opção para o fechamento de defeitos muito grandes no couro cabeludo anterior ou posterior, com o uso de retalhos locais.[3]

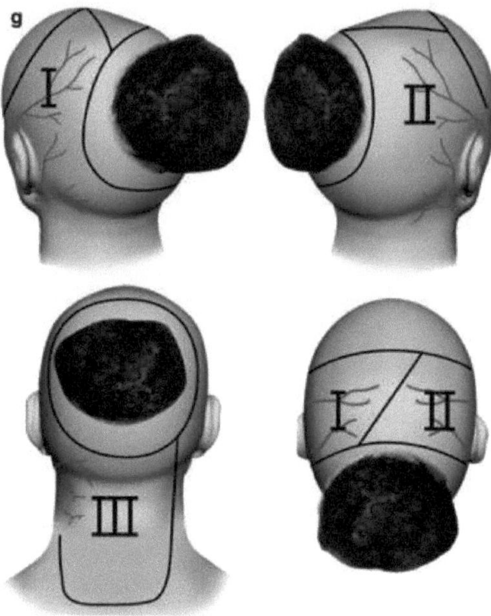


*Fig. 15. Desenho do retalho para o retalho de Orticochea*

## ***Retalho romboide***

A disponibilidade de tecido da área temporal permite a conceção de retalhos de transposição com fecho primário, como o romboide apresentado, com muito mais facilidade do que no couro cabeludo. Deve também ter-se especial cuidado ao trabalhar na parte frontal da têmpora, no trajeto do ramo frontal do nervo facial, o que determina a opção de retalho selecionada para o defeito do romboide. A veia frontal é encontrada a correr sobre a superfície exterior da fáscia temporoparietal. Este nível assegura absolutamente a integridade do nervo facial, uma vez que este corre na superfície inferior da fáscia. O retalho romboide é transferido para o defeito e suturado sem tensão.[42]

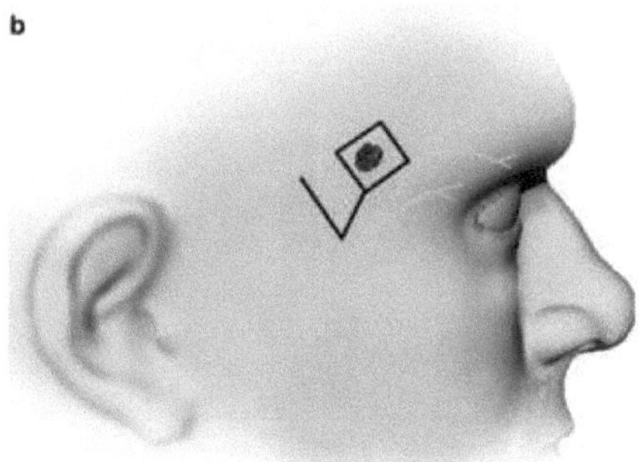


*Fig. 16. Desenho do retalho para retalho romboidal*

## ***Triplo retalho romboide***

As variações do retalho de Limberg, como os retalhos duplo ou triplo romboides que foram propostos por Lister e Gibson (1972) e Jervis et al. (1974), produzem uma multiplicidade de cicatrizes, o que pode ser um grande problema estético em áreas visíveis da face. Mas quando esses retalhos são usados no couro cabeludo, as cicatrizes indesejáveis podem ser camufladas dentro do cabelo. O retalho romboide triplo em defeitos médios do couro cabeludo pode funcionar como uma alternativa, especialmente no vértice, que evita o desenho de um retalho de rotação maior e mais largo. Ao utilizar um retalho romboide triplo, o fecho do defeito e a carga de tensão do couro cabeludo rígido e inelástico são distribuídos por três retalhos romboides. Os retalhos são de padrão aleatório com base na rica rede de anastomose arterial do vértice, o que garante a sua sobrevivência.[42]

## ***Retalho Fascial Temporoparietal***

O retalho fascial temporoparietal, por ser um retalho fino e maleável com um suprimento sanguíneo axial, tem sido uma técnica útil de transferência de tecido, pediculado ou livre, para a reparação de uma variedade de defeitos da cabeça e do pescoço, mas ainda permanece subutilizado, especialmente na reconstrução intra-oral. Este retalho representa um "étude" da anatomia temporal. A têmpora é escolhida como local doador por meio de um retalho fascial pediculado temporoparietal, para recobrir o defeito bucal. As incisões cutâneas são delineadas em forma de Y, partindo da raiz da hélice até à linha temporal superior. Deve ter-se o cuidado de posicionar as linhas de incisão ao lado e paralelamente aos vasos. A incisão pré-auricular pode ser prolongada até ao lóbulo da orelha. Deste modo, são levantados três retalhos cutâneos - um anterior, um posterior e um superior - para expor a fáscia temporoparietal.[42]

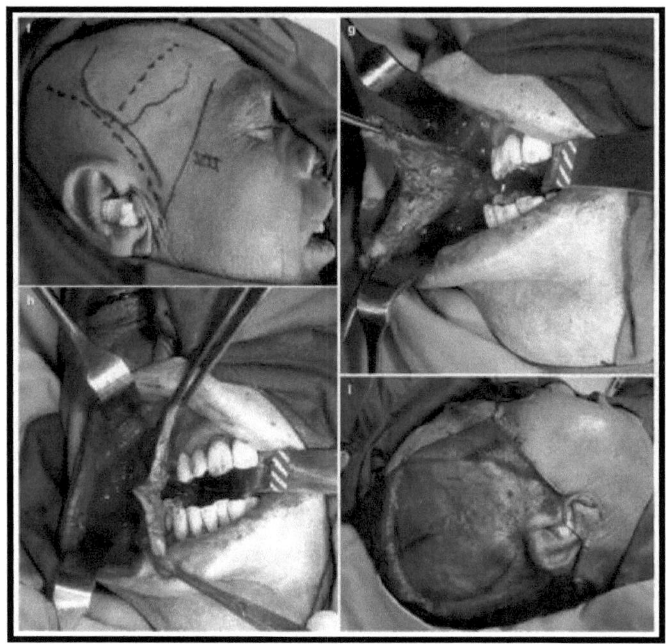

*Fig. 17. O retalho fascial temporoparietal*

# CAPÍTULO 5- RETALHOS DERIVADOS DA TESTA

## *Retalho de Avanço Transversal Bilateral*

O retalho de avanço bilateral de padrão aleatório é uma escolha ideal para fechar defeitos moderados localizados na subunidade central da testa. A lesão é excisada de forma retangular, e dois retalhos de cada um dos lados lateral e medial são elevados e avançados para fechar o defeito. A sua principal vantagem é que as longas incisões verticais são camufladas nas linhas RST.[42]

## *Retalho pedicular de ilha dupla*

Este retalho versátil é muito adequado noutras áreas da face com maior elasticidade da pele e muito tecido subcutâneo. Na testa, pode ser utilizado em casos selecionados para fechar pequenos defeitos. A capacidade de avançar este retalho na testa é limitada e, por isso, é melhor desenhá-lo como retalho duplo do que simples. Desta forma, os dois retalhos partilham a área do defeito, avançando cada um a meio caminho.[42]

## *Abas de machado*

O retalho em Hatchet, descrito por Emmett (1977), é uma variante do retalho em V-Y. Este retalho triangular não é completamente incisado circunferencialmente, mas mantém adicionalmente um pequeno pedículo cutâneo, exceto o subcutâneo. Os retalhos em hachura, ao contrário do retalho em V-Y, não são exclusivamente retalhos de avanço, mas incluem também um ligeiro movimento de rotação.[42]

## *Retalho de A a T para defeitos das sobrancelhas*

Este retalho de avanço é uma reconstrução simples mas ideal de defeitos de pequenas e médias dimensões da sobrancelha. O defeito é excisado de forma triangular com a sua base inferiormente, e duas incisões horizontais em lados opostos da base são delineadas no interior da sobrancelha. Desta forma, o tecido próximo é avançado para o defeito de forma horizontal, não perturbando assim a posição da sobrancelha. O objetivo da restauração não é apenas manter a posição da sobrancelha, mas também evitar a alopecia da sobrancelha. Isto é conseguido através da realização da incisão horizontal paralela aos folículos pilosos multidireccionais e do descolamento dos retalhos para o plano subcutâneo profundo. O retalho desloca os pêlos da sobrancelha para o defeito, restaurando totalmente a continuidade da sobrancelha.[7]

***Retalho bilateral de rotação da testa***

Um método excecional para reconstruir este defeito de tamanho médio é a utilização de retalhos de rotação bilateral. A linha de excisão e o desenho do retalho são delineados com o defeito triangulado com a sua base superiormente. Ambos os retalhos de rotação são baseados inferiormente, de modo a apanhar os vasos de alimentação axiais. Recebem o seu fornecimento de sangue das artérias supra-orbitais no seu terço médio, do ramo frontal das artérias temporais superficiais no terço lateral e das artérias supratrocleares na porção medial. A incisão horizontal situa-se ligeiramente posterior à linha do cabelo frontal, dentro de uma linha de tensão cutânea relaxada.[7]

***Retalho de rotação da testa de Worthen***

Este retalho de grandes dimensões, utilizado para reconstruir grandes defeitos laterais, quase hemicabeça, foi descrito pela primeira vez por Worthen em 1974. A superfície é obtida através da rotação de toda a testa saudável remanescente para o local recetor. O retalho é um retalho axial baseado nas artérias supratroclear, supraorbital e frontal. O retalho incorpora os músculos frontal, gálea e supraorbital. A marcação da gálea na sua superfície inferior é uma manobra útil para ganhar comprimento extra do retalho. Embora este retalho seja muito fiável, é rígido, resultando por vezes num grau moderado de dificuldade no encerramento de grandes feridas sem tensão, mesmo após a marcação da gálea. Isto pode levar à formação de cicatrizes e assimetria da sobrancelha do lado recetor, necessitando de correção secundária. [7,42]

***Retalho paramediano da testa***

A testa tem sido reconhecida como um dos locais dadores mais ideais para a reconstrução nasal, a seguir ao próprio nariz. A testa é adjacente ao nariz, e a sua pele é suficientemente flexível para se dobrar, permitindo assim que seja moldada no contorno complicado do nariz. A grande disponibilidade de tecido da testa permite que o retalho receba não apenas a largura adequada, mas também o comprimento adequado nos casos em que a columela e as bordas alares devem ser reconstruídas. O retalho paramediano tem um pedículo mais estreito, baseado lateralmente. A sua base situa-se na fronte medial, captando uma artéria supratroclear. A palheta do retalho pode ser orientada verticalmente ou obliquamente para além da linha média, onde a sua parte distal se torna um padrão aleatório.[42]

***Retalho Paramediano da Testa com um Membro Transversal (Modificação de Rohrich)***

Rohrich modificou o retalho paramediano da testa, desenhando um longo membro transversal na sua porção distal, de modo a ganhar mais comprimento. Embora a sugestão seja não desenhar na testa, a regra geral é não desenhar retalhos aleatórios com comprimento maior que cinco vezes a base. Contrariamente a isto, a modificação de Rohrich no membro transversal excede frequentemente a diretriz sem necrose do retalho distal. O seu grupo de investigação descobriu que existe um certo plexo arterial supraorbital acima do rebordo supraorbital que liga as artérias nasal dorsal, supratroclear e supraorbital e que os vasos supratrocleares correm axialmente para o retalho da testa, continuando por uma curta distância através do seu membro transversal, impedindo assim a sua necrose distal. Além disso, o ramo periosteal profundo da artéria supratroclear foi incorporado no retalho, optimizando o seu fluxo sanguíneo.[42]

***Aba bifurcada da testa***

Em defeitos complexos do canto nasal-medial e da pálpebra, um retalho frontal pode ser uma ferramenta muito útil para reconstruir toda a estrutura de uma só vez. Nestes casos, um retalho paramediano da testa é concebido ligeiramente mais largo e maior do que o retalho padrão. A parte distal é incisada para criar uma bifurcação, e os membros da bifurcação são então colocados nos defeitos da pálpebra, enquanto o resto do retalho recobre o defeito nasal e do canto medial.[42]

***Retalho da testa em escalpe***

O retalho frontal em escalpe constitui uma das melhores técnicas para a reconstrução nasal total e subtotal. Este retalho, que foi originalmente descrito por Converse em 1942, é na verdade também um aperfeiçoamento do clássico retalho indiano. O retalho é suficientemente flexível para ser dobrado, para a recriação da porção lobular do nariz; é semelhante em cor e textura à pele nasal e satisfaz os requisitos de comprimento, nos casos em que é necessária a criação de bordos alares e columela.[42]

***Retalho glabelar do dedo***

Este retalho de transposição é a primeira escolha na reconstrução de defeitos cantálicos mediais de tamanho moderado. O retalho tem base inferior, é adjacente ao defeito e fornece pele não pilosa da mesma cor e textura. A artéria de alimentação do retalho é o pequeno ramo glabelar da artéria nasal dorsal e, portanto, o retalho pode ser considerado axial.[42]

***Retalho vertical de avanço médio-frontal com base superior***

Este retalho, doado pelo meio da fronte, foi utilizado para reconstruir o defeito após a excisão de um carcinoma basocelular, na raiz do nariz. O retalho de avanço delineado nessa direção tem um padrão aleatório e pode ser descrito como um retalho de Rintala "sobremontado", um retalho normalmente utilizado para reconstruir defeitos nasais. O retalho foi concebido com uma relação aproximada de 3:1 entre o comprimento e a largura.[42]

# CAPÍTULO 6 - BARBATANAS DERIVADAS DO NARIZ

## *Aba de dedo*

Este é um pequeno retalho de transposição da linha média que é colhido do dorso do terço superior do nariz e fecha pequenos defeitos laterais. O mesmo princípio pode também ser utilizado nos dois terços inferiores do nariz, designado por "retalho em faixa". O retalho é um retalho de padrão aleatório e é baseado inferiormente.[35,42]

## *Retalhos rombóides*

O retalho romboide é um retalho de eleição em pequenos defeitos situados em todas as subunidades nasais. Seja qual for a orientação, o retalho sempre sobrevive devido à robusta vascularização do nariz. A decisão de onde colocar a sua base não deve ser feita em relação às estruturas anatómicas de vascularização, mas sim pelas caraterísticas especiais de cada subunidade, de modo a evitar a distorção do contorno e forma nasal.[42]

## *Abas bilobadas*

O retalho bilobado foi descrito pela primeira vez para reconstrução nasal por Esser em (1918). Este retalho de dupla transposição é uma ferramenta muito útil para cobrir defeitos do terço inferior do nariz, até 1,5 cm, especialmente localizados na sua face lateral. É um paradigma brilhante de aproveitar o tecido frouxo da parte superior do nariz para fechar um defeito lateral remoto, onde a elasticidade da pele é reduzida, usando um intermediário e também distribuindo a tensão de fechamento da ferida. Zitelli (1989) melhorou o seu desenho padrão, modificou o ângulo de rotação e resolveu o problema do cone de pé no ponto de rotação. O retalho bilobado pode ser baseado medialmente ou lateralmente. Defeitos laterais do terço inferior do nariz devem ser pediculados medialmente e defeitos em direção à ponta, lateralmente.[42]

## *Retalho nasal dorsal*

O retalho nasal dorsal constitui uma técnica fiável para a reconstrução de defeitos de tamanho médio, até 2,5 cm de diâmetro do terço inferior do nariz. Originalmente descrito como um retalho de padrão aleatório (Rieger 1967), foi modificado para um padrão axial. O retalho recebeu pequenas modificações até hoje e também foi descrito com diferentes nomes. Na verdade, é um retalho de avanço de rotação que fornece uma quantidade suficiente de pele do dorso para a reconstrução de defeitos nasais.[35]

***Retalho heminasal***

O retalho heminasal é uma modificação do retalho nasal dorsal que utiliza uma parte e não a totalidade da pele nasal dorsal, estendendo o membro vertical a partir do bordo lateral do defeito diretamente para cima sobre o lado do dorso, e não ao longo do sulco nasofacial. Devido ao facto de diminuir a extensão da pele do dorso nasal que é levantada, é designado por retalho heminasal.[42]

***Aba Rintala***

Inicialmente concebido por Rintala e Asko-Seljavara (1969), é um retalho de padrão aleatório, de avanço, localizado na linha média do nariz com a sua base na glabela ou na parte inferior da testa, e foi referido pela primeira vez como "retalho de Rintala" por Jackson (1985). O retalho é uma ferramenta muito útil para a reconstrução de defeitos da ponta ou da supra-ponta, situados na linha média e até 2 cm. Devido ao facto de ser um retalho de padrão aleatório, quando concebido numa relação aproximada de 3:1 entre o comprimento e a largura, nunca corre o risco de necrose distal.

# CAPÍTULO 7-FLAPS DERIVADOS DA BOCHECHA

***Retalhos rombóides***

Os retalhos romboides podem ser usados para fechar defeitos de tamanho pequeno e moderado localizados em todas as subunidades da bochecha. Apesar de o retalho romboide ser um retalho de padrão aleatório, a vascularização nunca é um problema e, em qualquer eixo em que o retalho seja disposto, este sobrevive sempre. Ao criar o defeito romboide, o membro do retalho pode ser derivado de quatro posições à sua volta. A decisão sobre qual das quatro alternativas será utilizada deve basear-se na disponibilidade de tecido e na laxidez máxima do local doador escolhido e no posicionamento das cicatrizes o mais possível ao longo das linhas de tensão da pele relaxada. Para defeitos que se situam na periferia da bochecha, as opções restringem-se à presença de caraterísticas faciais, como as pálpebras, os lábios, o nariz e o pavilhão auricular, e deve ter-se especial cuidado para não distorcer a sua posição normal.

***Abas bilobadas***

O retalho bilobado, um retalho de transposição dupla que é utilizado maioritariamente no nariz, também pode ser incluído no armamentário de reconstrução da bochecha com base nos mesmos princípios. O retalho é um retalho de padrão aleatório e pode recobrir defeitos de tamanho moderado na região anterior da bochecha.

***Retalhos de bochecha para reconstrução do nariz e dos lábios***

A bochecha também pode ser um local doador e transferir tecido na reconstrução nasal. Isto inclui normalmente a reconstrução do lóbulo nasal, do revestimento nasal, da região cantal medial, tal como apresentado acima, e, em casos selecionados, do lado nasal.

***Retalho romboide na reconstrução da área bucal***

Os defeitos bucais médios e relativamente grandes podem ser reconstruídos através da transferência de pele da região parotidomassetérica por meio de um retalho romboide. A decisão e o planeamento cuidadoso baseiam-se no tamanho do defeito e na disponibilidade da pele necessária da região parotidomassetérica. Se se prevê que o defeito seja grande, é preferível considerar esta abordagem em doentes mais velhos com excessiva laxidez da pele. A distorção das caraterísticas faciais não é normalmente um problema em defeitos de pequena e média dimensão localizados numa posição central na área bucal, desde que não estejam muito próximos da restauração.

***Retalho Bilobado na Reconstrução do Lábio Superior***

Em determinadas circunstâncias, o retalho bilobado oferece muitas vantagens que devem ser tidas em consideração e parece ser uma solução reconstrutiva adequada. Não necessita de mobilização extensa e, mais importante ainda, garante uma comissura sem perturbações. A comissura oral é equilibrada entre os dois lóbulos do retalho, mantendo a sua posição normal sob tensão neutralizada.

***Retalhos subcutâneos do pedículo da ilha (retalhos de avanço em V-Y)***

Os retalhos subcutâneos pediculados em ilha são uma ferramenta muito útil na reconstrução da bochecha porque podem ser colhidos de qualquer subunidade da bochecha que proporcione mobilidade adequada (geralmente da área nasolabial e malar) e avançados para uma variedade de locais receptores da bochecha. Os retalhos pediculados em ilha são retalhos de avanço que fornecem pele imediatamente adjacente ao defeito, com excelente textura e cor. Estes retalhos são retalhos de padrão aleatório e recebem o seu fornecimento de sangue de perfurantes que surgem de vasos axiais regionais mais profundos e ascendem ao seu pedículo subcutâneo.

***Retalhos pediculados da ilha subcutânea nasolabial***

Quando um retalho pediculado em ilha tem a sua base subcutânea na zona nasolabial (ao longo do trajeto da artéria facial) e o seu eixo ao longo desta, é então designado por retalho em ilha nasolabial. Um retalho em ilha situado nesta posição recupera todas as vantagens desta zona: disponibilidade de pele e tecido subcutâneo elástico e móvel, fornecimento sanguíneo generoso através das perfurantes da artéria facial e camuflagem cicatricial. Além disso, devido ao facto de o fecho do defeito dador produzido por um retalho em ilha necessitar de um pequeno movimento secundário do tecido, as caraterísticas faciais importantes próximas (lábio superior e inferior, asa, comissura) permanecem sem distorção, mesmo quando são levantados retalhos grandes.[38]

***Abas de rotação da bochecha***

A ampla superfície da bochecha e a sua laxidez tecidular constituem um local dador ideal para retalhos de rotação de várias extensões. Os retalhos de rotação da bochecha são retalhos de padrão aleatório muito fiáveis, desde que tenham um plexo vascular forte e uma base larga que os suporte. O comprimento do arco do retalho de rotação na bochecha segue as regras gerais do desenho do retalho de rotação, mas é determinado pela laxidez variável da pele das diferentes subunidades da bochecha e deve ser individualizado após um exame minucioso das propriedades da pele.

***Rotação da bochecha - Abas de avanço***

***Aba Mustardé***

Mustardé descreveu originalmente este retalho para a reconstrução de defeitos largos da pálpebra inferior (Mustardé 1991). No entanto, é um retalho de rotação-avanço muito útil que pode ser usado para transferir pele do retalho médio lateral da bochecha para grandes defeitos que estão localizados na região infra-orbital. O defeito é triangulado e o retalho de Mustardé é delineado. A linha de incisão do retalho começa na base do triângulo, corre lateralmente e curva-se para cima e para fora a partir do canto lateral. Isto é feito para ancorar o retalho num nível superior à pálpebra, reduzindo a tração do retalho para a mesma e evitando assim a formação de ectrópio. A linha de incisão desce então para a prega cutânea pré-auricular e termina normalmente no lóbulo da orelha. Se for necessária uma mobilização adicional, a incisão pode ser alargada à volta do lóbulo da orelha para a região retroauricular e terminar no pescoço.[42]

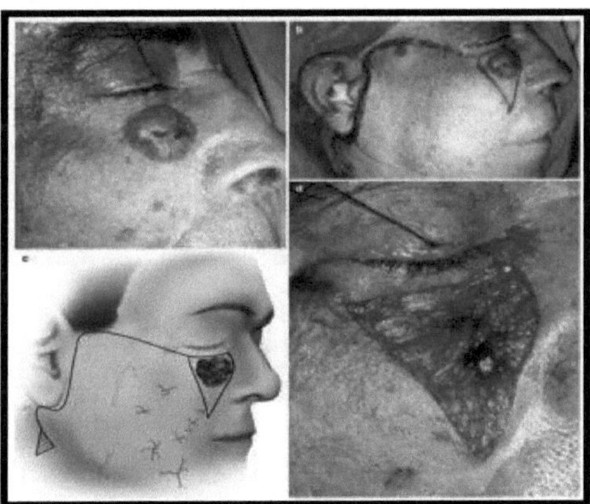

*Fig. 18. Aba Mustardé*

***Retalho de Mustardé para a reconstrução do malar***

De acordo com os princípios do retalho de Mustardé original, com o mesmo desenho, um retalho posicionado lateralmente pode ser utilizado para reconstruir o defeito localizado imediatamente lateral à subunidade infra-orbital. O defeito é triangulado e o retalho é delineado. O retalho é elevado da forma habitual, profundamente ao plano subcutâneo, e recobre o defeito com facilidade. A utilização deste retalho resulta num aspeto pós-operatório muito satisfatório.

***Rotação da bochecha - retalho de avanço*** com base ***inferior***

A pele pré-auricular pode ser transferida medialmente para fechar defeitos através de retalhos de rotação e avanço da bochecha com base inferior.

***Retalhos de bochecha para reconstrução do nariz e dos lábios***

A bochecha também pode ser um local doador e transferir tecido na reconstrução nasal. Isto inclui normalmente a reconstrução do lóbulo nasal, do revestimento nasal, da região cantal medial, tal como apresentado acima, e, em casos selecionados, do lado nasal.

***Retalho pediculado em ilha na reconstrução da parede lateral nasal superior***

Um retalho pediculado em ilha doado da bochecha pode reconstruir defeitos de tamanho médio da parede lateral do nariz. Embora esta não seja a opção reconstrutiva ideal (ocorrerá uma diminuição da profundidade da junção entre o nariz e a bochecha), o retalho pediculado em ilha proporciona uma solução extremamente viável, rápida e com um único retalho em pacientes selecionados.

***Retalho pediculado em ilha na reconstrução do lado inferior do nariz***

Em pequenos defeitos do lado nasal que estão localizados junto a uma junção pouco profunda entre o nariz e a bochecha, um retalho pediculado em ilha da bochecha nasolabial próxima pode dar um resultado satisfatório. O retalho é quase totalmente camuflado como sendo a parte superior do sulco nasolabial. Esta reconstrução deve ser evitada em defeitos maiores.

***Retalho de avanço da bochecha na reconstrução do lado nasal***

Os retalhos de avanço da bochecha horizontais à parede lateral dorsal do nariz foram usados no passado. Após a introdução do princípio da subunidade nasal, a manutenção do sulco nasofacial que é distorcido por este método ganhou interesse. A excisão é delineada como um quadrado e o retalho é delineado com as linhas de incisão que correm lateralmente à bochecha e paralelas às pregas naturais. A base do retalho é ligeiramente mais larga do que o seu bordo de ataque e o seu comprimento é o dobro do comprimento do defeito. Dois pequenos triângulos na sua base são excisados para evitar a formação de orelhas de cão.[42]

***Retalhos Nasolabiais na Reconstrução Nasal***

Um retalho nasolabial pode ser utilizado na reconstrução nasal para a sua parede lateral e asa, mas também para a columela, geralmente como um retalho pediculado em duas fases. O retalho nasolabial, mesmo muito utilizado na reconstrução nasal, nunca dá um resultado excelente de uma só vez, porque quase sempre leva ao amortecimento e ao achatamento do sulco nasofacial. No entanto, é fácil de conceber e de executar, é muito fiável e raramente se perde. Por isso, tem sido caracterizado como o retalho favorito de cirurgiões inexperientes (Jackson 1985). Apesar das suas desvantagens, continua a ser uma ferramenta muito útil e extremamente segura, especialmente em doentes idosos com comorbilidades e reservas de cicatrização reduzidas. Esse tipo de reconstrução é muito rápido de ser realizado, necessitando de tempo operatório reduzido, é ideal para pacientes com histórico médico ruim e pode ressurgir defeitos nasais bastante grandes com risco mínimo.[38]

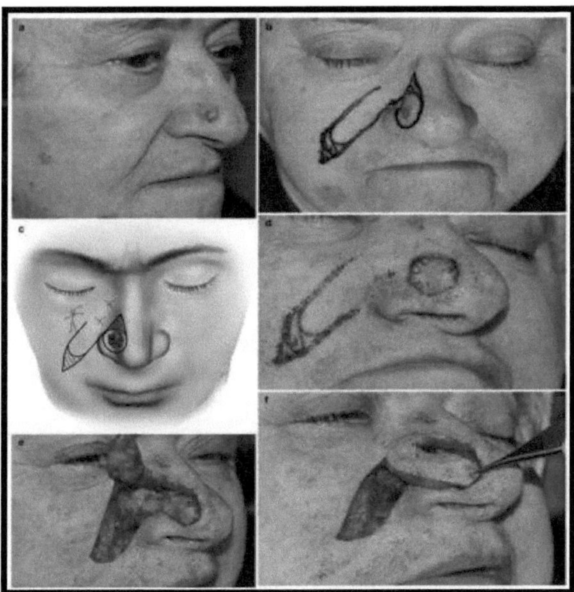

*Fig. 19. Retalho Nasolabial na Reconstrução Nasal*

***Retalhos Nasolabiais como Retalhos de Revestimento no Forro Nasal***

O retalho nasolabial fornece uma grande quantidade de tecido para um revestimento nasal interno bem sucedido em defeitos nasais laterais grandes e transversais, à semelhança de um retalho de rotação.

# CAPÍTULO 8 - RETALHOS DERIVADOS DA ZONA PERIORAL

## *Retalho de avanço da mucosa labial*

Este retalho é utilizado para reconstruir o defeito do vermelhão após um procedimento de lip-shave. O lip-shave é o procedimento de vermilionectomia e é realizado em lesões pré-malignas (queilite actínica ou leucoplasia) do vermelhão. A regra habitual é a excisão de todo o vermelhão num procedimento de depilação labial. O retalho de mucosa é levantado até ao sulco labial e avança sem tensão até ao lábio nu. O resultado é um lábio normal.[37]

## *Reconstrução do vermelhão inteiro com retalho de avanço da mucosa labial*

As alterações patológicas do vermelhão são geralmente difusas e multifocais, pelo que, na maioria dos casos, tem de ser efectuada uma vermilionectomia total, bem como a reconstrução de todo o vermelhão através do retalho de avanço da mucosa labial.[5]

## *Retalho de avanço miocutâneo do Vermelhão*

Para defeitos profundos do vermelhão que incluem também a pars marginalis do músculo orbicularis oris, um retalho mucomuscular do vermelhão remanescente pode ser avançado e restaurar o defeito (Goldstein 1984). Este retalho inclui o vermelhão juntamente com o músculo pars marginalis subjacente como uma única unidade e baseia-se na artéria labial axial. A elasticidade dos lábios permite o aproveitamento do retalho de até 30% do comprimento do vermelhão.[19]

## *Retalho pediculado de ilha de mucosa (avanço em V-Y)*

Exatamente como os retalhos em ilha da pele, que têm uma base subcutânea, um retalho em ilha da mucosa tem uma base na submucosa e pode ser concebido para recobrir defeitos do vermelhão.

## *Técnica de duplo barril (retalhos de avanço bilateral)*

Em termos estritos, esta técnica é uma melhoria da secção em W do lábio, mas assemelha-se a um retalho de avanço bilateral. Este método pode ser utilizado para fechar defeitos labiais de 30-40%. O lábio remanescente pode reconstruir eficazmente o defeito através de um simples avanço. A lesão é excisada de forma retangular e, a partir da sua base, são delineadas duas incisões em forma de crescente à volta do sulco labiomental. O retângulo é excisado em toda a espessura do lábio, e a excisão em crescente inclui apenas a pele e o tecido subcutâneo. A técnica de cano único (retalho de avanço unilateral) pode ser utilizada para defeitos até 30% do lábio, como o mesmo método que um retalho de avanço único.[42]

## *Aba de Karapandzic*

O retalho de Karapandzic (Karapandzic 1974) constitui um dos melhores métodos de reconstrução labial. Trata-se de um retalho miocutâneo neurovascular de dupla rotação deslizante que pode ser utilizado no encerramento de defeitos de até três quartos do comprimento do lábio inferior. É fácil e rápido de executar, utiliza tecido semelhante em toda a sua espessura da zona dadora adjacente e restaura a estética e, sobretudo, a função do lábio. O resultado cosmético e funcional pós-operatório do retalho de Karapandzic é sempre quase excelente. O retalho de Karapandzic, quando utilizado no limite do tamanho do defeito (defeito de 75 % do lábio total), provoca sempre uma microstomia ligeira a moderada que pode necessitar de correção secundária.[37]

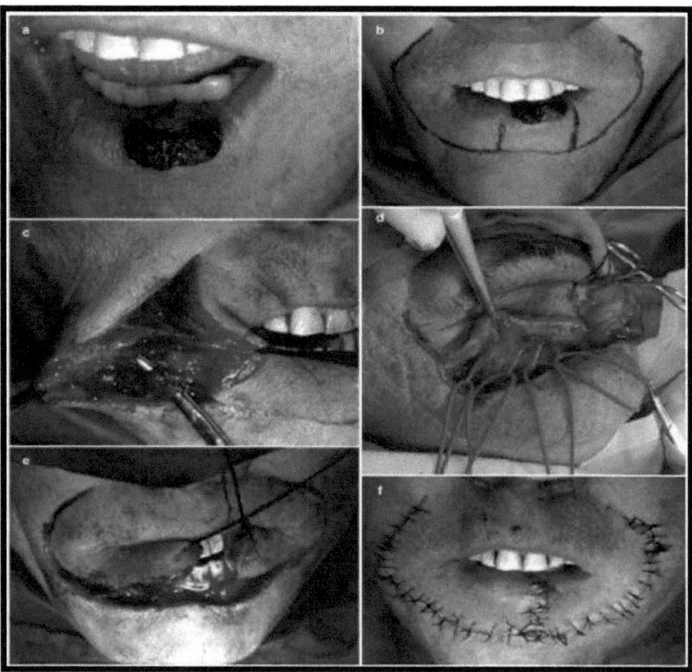

*Fig. 20. O retalho de Karapandzic*

***Retalho de Karapandzic combinado com*** retalho ***de avanço da mucosa labial***

Um carcinoma de células escamosas do lábio está, não raramente, envolvido em áreas de leucoplasia do vermelhão. Neste caso, a excisão do tumor primário tem de ser combinada com uma operação de raspagem do lábio. O retalho de Karapandzic é um retalho duplo deslizante e nunca deve ser utilizado como retalho único. Se for utilizado apenas de um lado sem o seu correspondente, deve ser utilizado outro retalho do outro lado em combinação.

***Bernard-Webster*** Flap

Esta técnica é um retalho duplo de avanço da bochecha que reconstrói defeitos labiais quase totais ou totais. Foi originalmente descrita por Bernard (1852) e foi modificada por Webster et al. (1960). O lábio inferior total é delineado para ser excisado como um segmento quadrilateral de comissura a comissura. As incisões horizontais, uma de cada lado, estendem-se lateralmente a partir da comissura, curvando-se ligeiramente para cima, e a partir da base do defeito do lábio inferior até à bochecha medial, curvando-se ligeiramente para baixo. São também delineados quatro triângulos situados acima e abaixo da extremidade lateral dos retalhos. Deste modo, foram determinados dois retalhos de avanço da bochecha que trazem novo tecido da bochecha. Como é fornecido "novo tecido labial", evita-se a microstomia (uma desvantagem de outros procedimentos reconstrutivos). Além disso, a comissura é reconstruída de uma forma melhor. O resultado pós-operatório é quase típico e esperado nestas reconstruções, para mostrar um lábio apertado combinado com uma aparente plenitude do lábio superior, especialmente em pacientes edêntulos. Um tratamento protético adequado melhora essas desvantagens.[42]

**Técnica de Bernard-Webster unilateral combinada com retalho de Karapandzic**

A técnica de Bernard-Webster pode ser utilizada unilateralmente e combinada com outros retalhos labiais. Uma combinação útil é a de um retalho de Karapandzic. Este pode ser utilizado em defeitos labiais quase totais, em que uma porção de lábio saudável permanece num local. Nestes casos, o retalho de Karapandzic é concebido no local do lábio remanescente e o retalho de Bernard-Webster no local oposto.

***Técnica de Bernard-Webster combinada com procedimentos de gestão do pescoço***

Nos casos de carcinoma do lábio em que tem de ser efectuada uma dissecção simultânea do pescoço, as linhas de incisão do retalho de reconstrução do lábio podem ser incorporadas nas incisões para o retalho de dissecção do pescoço (Lentrodt e Luhr 1971; Lentrodt 1975). Um retalho de Webster pode ser delineado de um lado, enquanto um retalho de Karapandzic pode ser usado de outro lado para reconstruir o lábio. A incisão inferior do método do retalho de Webster pode ser estendida à volta do queixo até ao pescoço e unida a um retalho de avental para uma dissecção dos gânglios linfáticos supraomohióideos. O resultado pós-operatório mostra uma abertura ampla da boca, mas o típico lábio superior saliente, como em todas as técnicas de Webster, está presente.[42]

***Técnica Bernard-Fries***

Nos casos em que é necessário ressecar não só o lábio mas também o queixo, os princípios da modificação de Fries (1973) da operação de Bernard podem ser uma opção útil. De acordo com este princípio, o lábio não é excisado como um retângulo, mas na forma de um V (ou W) que se estende de comissura a comissura. Como os retalhos são estendidos inferiormente, a reconstrução simultânea de todo o lábio e de uma grande parte do queixo pode ser alcançada através do avanço de cada lado do defeito.

***Abas da ventoinha do McGregor***

O retalho em leque é um método de transposição de tecido nasolabial para o lábio inferior e foi descrito pela primeira vez por Gillies (1957). McGregor (1983) melhorou o desenho do clássico retalho em leque de Gillies, concentrando-se no movimento do retalho, numa modificação que proporciona um melhor resultado, especialmente nos casos em que a ressecção se estende até ao ângulo da boca e envolve a metade do lábio. De acordo com o desenho de McGregor, o lábio é excisado como um quadrado e um retalho vertical de espessura total da bochecha, de forma retangular, é delineado lateralmente ao defeito. A largura do retângulo é igual à altura do defeito e o seu comprimento é duas vezes superior à sua largura. O retalho é baseado num pedículo estreito na comissura oral ipsilateral. Este pedículo extremamente estreito contém os vasos labiais superiores. O retalho é então elevado em toda a sua espessura e rodado 90° em torno da sua base, assumindo uma posição horizontal e preenchendo o defeito. Com a modificação de McGregor, o ponto de articulação na comissura permanece estático, mantendo assim a posição inicial e normal do ângulo da boca no novo lábio. Os retalhos em leque bilaterais podem reconstruir todo o lábio inferior, enquanto um retalho de língua reconstrói o vermelhão.[42]

Retalho ***de Karapandzic invertido***

O método simples e genial do retalho de Karapandzic, tal como descrito para a reconstrução do lábio inferior, também pode ser utilizado para defeitos do lábio superior de espessura total, de forma inversa. Mais uma vez, dois retalhos neurovasculares miocutâneos de rotação deslizante dupla, de acordo com os mesmos princípios técnicos, são capazes de fechar defeitos de até 75% do comprimento do lábio superior.

Aba ***Abbe-Estlander***

A transferência de um segmento de espessura total triangular de tecido labial do lábio inferior para um defeito de espessura total do lábio superior foi popularizada por Abbe em 1898, e este retalho tornou-se clássico, também descrito até hoje. Embora o conceito pareça ser muito lógico como "lábio reconstrói lábio", o lábio superior e o inferior não são tecidos adjacentes em contacto direto, mas exibem uma forma, espessura e, muitas vezes, textura completamente diferentes, especialmente no vermelhão. Isto resulta sempre numa aparência de remendo da reconstrução. Consequentemente, se estiver disponível tecido remanescente do mesmo lábio, a sua utilização pode cobrir o defeito, proporcionando uma reconstrução fiável e melhorando o resultado estético a longo prazo. Pelo contrário, o mesmo princípio dá resultados muito melhores quando utilizado para reconstruir um defeito parcial da comissura e é conhecido como retalho de Abbe-Estlander.[10]

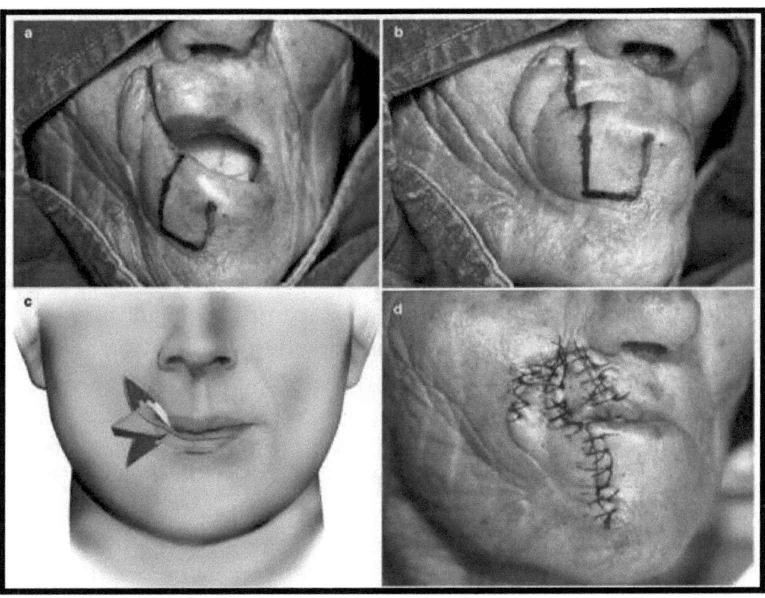

*Fig. 21. O retalho de Abbe-Estlander*

***Retalho pediculado em ilha de pele (avanço em V-Y)***

A zona perioral pode fornecer retalhos pediculares subcutâneos em ilha de pele para o recobrimento de defeitos cutâneos de tamanho médio dos lábios. Dado que a pele do lábio superior é mais frequentemente afetada do que a pele do lábio inferior por carcinomas basocelulares, que na maior parte das vezes não necessitam de uma excisão de espessura total (sendo esta última mais frequentemente afetada até à sua margem vermelha por carcinomas espinocelulares), este retalho encontra a sua posição ideal no lábio superior.

***Técnica de Zisser para a*** reconstrução ***da comissura***

Zisser (1975) propôs uma técnica para remodelar a comissura após a excisão do tumor. Esta técnica é mais adequada para pequenos defeitos de até 2 cm. De acordo com o método de Zisser, o tumor é excisado em forma de crescente. A partir da periferia superior e inferior da linha de ressecção, desenham-se dois triângulos de Burow: o superior paralelo ao sulco nasolabial e o inferior paralelo ao sulco labiomandibular. Um pequeno triângulo dividido por uma incisão horizontal ao longo da linha do lábio é delineado na periferia lateral em dois mais pequenos, iguais em comprimento à porção da comissura a ser ressecada. A filosofia da técnica é que o pequeno triângulo periférico que representa a nova comissura será avançado para a nova posição normal. A reconstrução da comissura raramente conduz a um resultado perfeito e, na maioria das vezes, são necessários procedimentos de refinamento secundários.

***Técnica de Jackson para a*** reconstrução ***da comissura***

A técnica de Jackson utiliza dois retalhos romboides de pele e mucosa para reconstruir a comissura (Jackson 1985). De acordo com a técnica de Jackson, o defeito é excisado de forma romboide. A partir dos ângulos de 120° do defeito, são delineados retalhos romboides. Os retalhos romboides são levantados, consistindo em pele ou, em alternativa, em pele e mucosa. Os ângulos de 120° dos retalhos romboides são aproximados e suturados para formar a comissura no local correto. Para o efeito, é necessário ajustar os retalhos, removendo a porção adequada da parte distal dos retalhos. As áreas cruentas dos lábios reconstruídos são recobertas com avanço da mucosa.[42]

# CAPÍTULO 9 - RETALHOS DERIVADOS DO PAVILHÃO AURICULAR

***Retalhos cutâneos auriculares***

A pele auricular pode fornecer, em certas circunstâncias, pequenos retalhos, baseados nos princípios gerais dos retalhos, para reconstruir pequenos defeitos do pavilhão auricular. O mais útil é o retalho cutâneo auricular de rotação. Também foram descritos retalhos bilobados derivados da superfície auricular posterior (Vergilis-Kalner e Goldberg 2010). [13]

***Retalho condrocutâneo de avanço do rebordo helicoidal***

O método de avançar a borda helicoidal como um retalho condrocutâneo foi descrito pela primeira vez por Antia e Buch (1967) como um método de estágio único para fechar defeitos da borda helicoidal. Na sua conceção inicial, a hélice é libertada da anti-hélice por uma incisão no sulco helicoidal através da pele anterior e da cartilagem. O retalho é então avançado para o defeito do rebordo, mantendo a sua continuidade com a pele posterior. Como a pele posterior é deixada intacta, o retalho é principal e amplamente pediculado na pele posterior. O retalho cicatriza bem sem qualquer sinal de necrose da ponta e reconstrói totalmente a hélice.[14,23]

***Retalho em ilha do pedículo subcutâneo pós-auricular***

A pele pós-auricular pode ser transferida para o pavilhão auricular anterior como um retalho pediculado subcutâneo em ilha. A pele é derivada em parte da parte posterior do pavilhão auricular e em parte da parte posterior do sulco. A pele é totalmente separada, exceto na zona do sulco cefalo-auricular, onde permanece ligada ao tecido subcutâneo, que se torna o seu pedículo. A ilha de pele é virada, pois o pedículo subcutâneo torna-se a sua dobradiça semelhante a uma "porta giratória" e é trazido para o defeito. A zona dadora é fechada primariamente.

# CAPÍTULO 10 - RETALHOS DERIVADOS DO PESCOÇO

Retalho ***Cervicofacial***

O retalho cervicofacial é um retalho de avanço por rotação, utilizado para a reconstrução de grandes defeitos laterais ou mediais da bochecha. É constituído por uma parte facial e uma parte cervical. Dependendo da localização e do tamanho do defeito, a proporção entre a parte facial e a parte cervical varia. Quanto mais alto se encontra um defeito, maior é a parte facial e vice-versa. Após um descolamento amplo e adequado, o retalho pode alcançar e fechar o defeito sem tensão. O resultado é excelente, desde que a maior parte das linhas da cicatriz se encontre dentro das pregas naturais.

***Retalho Cervicofacial de Plano Profundo***

Em doentes com deficiência de microcirculação, fumadores, diabéticos ou que tenham sido submetidos a radioterapia prévia, existe sempre um grande risco de necrose do retalho, especialmente em grandes retalhos de padrão aleatório. Nestes casos, a vascularização do retalho aumenta quando este é elevado num plano profundo (plano sub-SMAS). A parte facial do retalho cervicofacial de plano profundo é elevada, e a parte cervical é elevada abaixo do músculo platisma, uma vez que o platisma constitui o componente SMAS no pescoço. Além disso, quando é produzido um defeito cirúrgico profundo, a dissecção do plano profundo proporciona um retalho mais espesso que reconstrói mais eficazmente o contorno facial.[24]

***Retalho de transposição submental***

O retalho submental é um retalho de transposição com base lateral que transfere a pele adjacente correspondente do pescoço submental para cobrir defeitos de todo o queixo. Um retalho submental transversal é delineado estendendo-se para além da linha média. Pode ser baseado lateralmente para o lado esquerdo ou para o lado direito. O retalho é um retalho de padrão aleatório e deve ser concebido com uma relação máxima de 3:1 entre o comprimento e a largura, e também a sua largura deve permitir o encerramento direto da zona dadora. É delineado um grande triângulo de Burow, que deve ser excisado na margem lateral do defeito, ao lado da base do retalho, de modo a evitar a formação de um cone em pé quando o retalho for transposto. A reconstrução mantém a cor, a textura e o crescimento do pelo, mas achata ligeiramente o contorno convexo do queixo.

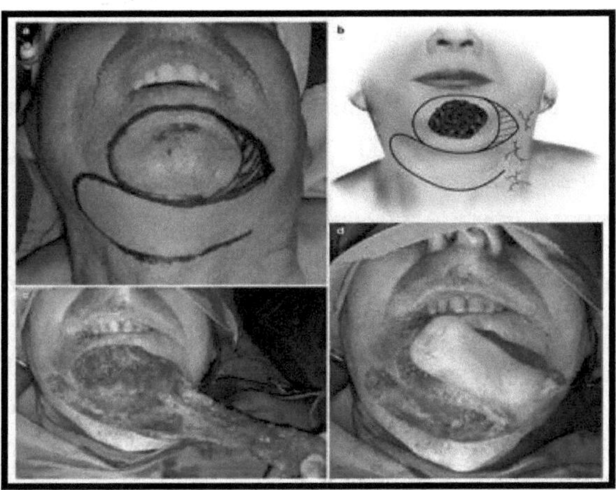

*Fig. 22. O retalho de transposição submental*

## ***Retalho em ilha da artéria submental***

O retalho em ilha da artéria submental é um retalho axial relativamente novo baseado na artéria submental e foi descrito pela primeira vez por Martin et al. em 1993. O retalho fornece pele da região submental que combina em cor e textura com a pele facial e é suficientemente flexível, com um grande arco de rotação e um local doador que pode ser fechado primariamente. O retalho é então desenhado na zona submental de forma elíptica e suficientemente longa para atingir o defeito (o retalho pode atravessar a linha média até ao ângulo mandibular oposto). O limite superior é traçado imediatamente abaixo do bordo mandibular. A posição do limite inferior depende da largura necessária do retalho, mas deve ser avaliada de modo a que esteja dentro de um intervalo que permita o encerramento direto da zona dadora.[20]

## ***Retalho Miocutâneo do Platisma (RPM)***

O princípio da transferência da pele do pescoço com o platisma subjacente foi descrito pela primeira vez por Robert Gersuny, um cirurgião austríaco, em 1887. Gersuny (1887) rodou um retalho pele-platisma para reconstruir um defeito de espessura total da bochecha. Esta ideia inicial reaparece muito mais tarde, quando Futrell et al. (1978) descrevem o retalho em ilha de platisma em casos de reconstrução intra-oral, que não teve uma aceitação generalizada, uma vez que na mesma altura Ariyan (1979) introduziu o retalho musculocutâneo do músculo peitoral maior que se tornou o retalho de "primeira escolha" na reconstrução da cabeça e pescoço. Um retalho em ilha clavicular baseado no platisma, de acordo com os mesmos princípios, já tinha, desde 1970, começado a ser realizado por Tessier, mas permaneceu inédito. Ele se inspirou na experiência anterior de Barron e Emmett com retalhos em ilha, e o retalho foi denominado como retalho de Barron-Tessier (Tessier et al. 2011). O retalho miocutâneo do platisma é uma solução alternativa de reconstrução regional para defeitos relativamente pequenos e médios (até 70 cm) na área da cabeça e do pescoço. É um retalho fino e maleável, e não é necessário um segundo local doador quando é combinado com dissecção do pescoço, porque é facilmente obtido a partir do mesmo campo operatório.[42]

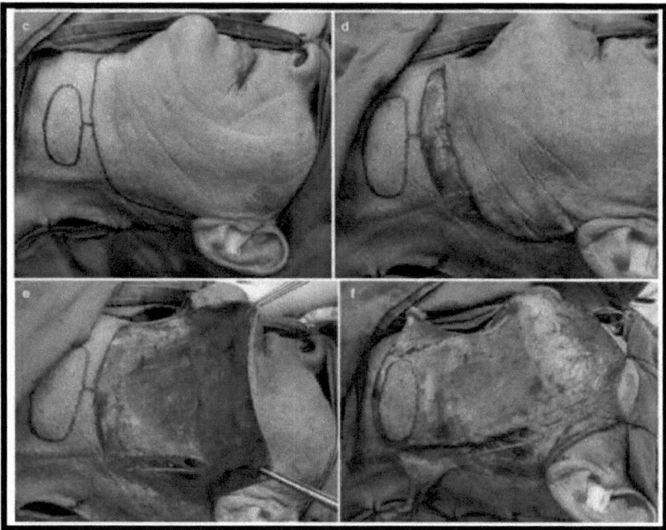

*Fig. 23. O retalho miocutâneo do platisma*

# CAPÍTULO 11 - RETALHOS DERIVADOS DA REGIÃO DECTOPECTORAL

## *Retalho deltopeitoral*

O retalho deltopeitoral é um dos dois retalhos fasciocutâneos mais utilizados na reconstrução da cabeça e do pescoço que derivam da região deltopeitoral, sendo o outro o retalho cervicopectoral. O retalho deltopeitoral é um retalho de transposição que foi concebido pela primeira vez por Aymard em 1917 para a reconstrução do nariz. Recebeu maior atenção a partir de 1965, quando Bakamjian começou a usar o retalho para reconstrução faringoesofágica. O retalho deltopeitoral transfere a pele da região deltoide e torácica e apresenta semelhanças com a parte torácica do retalho cervicopectoral em termos de anatomia, vascularização e técnica cirúrgica. O retalho é de padrão axial, baseado nas perfurantes da artéria torácica interna, na sua parte medial e de padrão randômico na sua parte lateral. O retalho deltopeitoral perdeu sua popularidade e foi deportado pelos retalhos vascularizados livres, mas recentemente vem reaparecendo na literatura internacional (Feng et al. 2006; Sharma e Panda 2006; Bey et al. 2009; Rebelo et al. 2009; Krijgh e Mureau 2012; Nayak e Nilamani 2012). O retalho deltopeitoral é desenhado em forma retangular, na parte superior do tórax, estendendo-se desde o esterno, em grau variável, até à região anterior do deltoide. A base do retalho situa-se paraesternalmente a 2 cm do bordo esternal. O limite superior segue a clavícula e o limite inferior é paralelo à linha anterior sobre o 3° ou 4° espaço intercostal. O retalho estende-se horizontalmente para além do sulco deltopeitoral até à região deltoide, numa extensão que depende do comprimento necessário para atingir o defeito, e termina numa margem distal curvilínea.

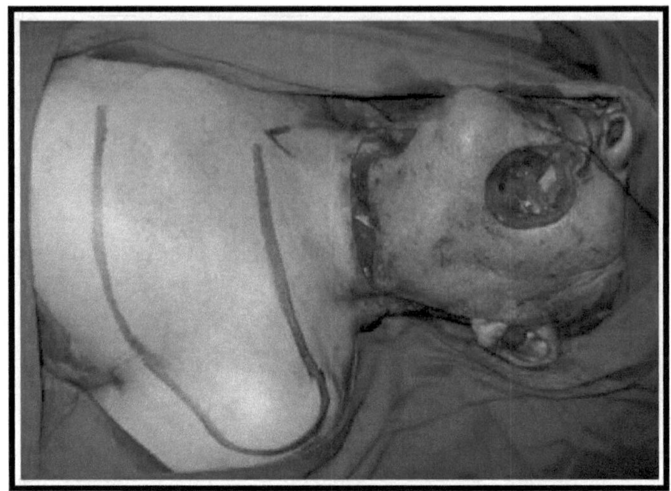

*Fig. 24. O retalho deltopeitoral delineado*

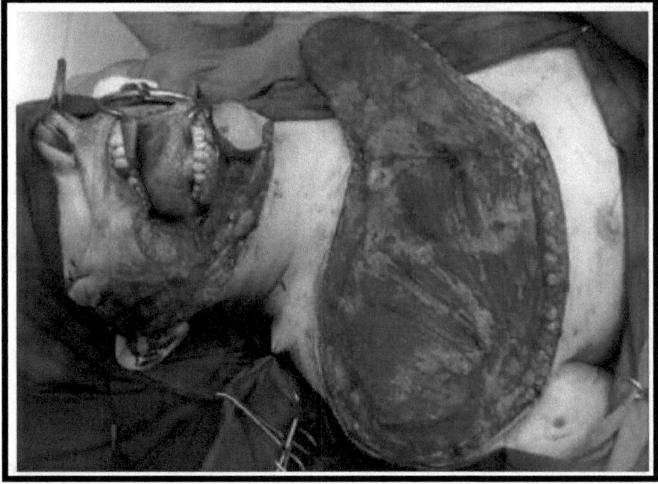

*Fig. 25. O retalho deltopeitoral levantado*

## ***Retalho deltopeitoral combinado com retalhos de revestimento***

O retalho deltopeitoral é um retalho fiável que pode ser utilizado com segurança em conjunto com outros retalhos locais ou regionais em defeitos através da bochecha. Após a realização de uma dissecção supraomohióidea do pescoço, um retalho deltopeitoral é delineado e elevado da forma habitual para proporcionar uma cobertura externa. A almofada de gordura bucal é suturada no local e o retalho deltopeitoral assenta num leito de vascularização reduzida e é suturado na periferia. O pedículo do retalho deltopeitoral tubular permanece durante 3 semanas. Após este período, é dividido na segunda fase cirúrgica e é efectuada a restauração definitiva. Se o retalho deltopeitoral tiver assentado bem no local, o aspeto pós-operatório do doente mostra uma restauração satisfatória.[42]

***Retalho deltopeitoral para revestimento intra-oral***

O retalho deltopeitoral é uma ferramenta útil para o recobrimento de grandes defeitos intra-orais. O retalho deltopeitoral foi levantado da forma habitual. A incisão submandibular não é suturada na sua parte central, deixando um túnel suficientemente largo através do qual o retalho deltopeitoral passa intra-oralmente, atingindo o defeito. O retalho inferior da bochecha regressa à sua posição normal e é suturado. Deve ter-se o cuidado de não apertar o túnel submandibular, o que pode levar a uma luta entre o fornecimento arterial e o fluxo venal. O retalho deltopeitoral é um retalho fiável, seguro, fácil de executar e rápido de levantar. Fornece um tecido mole fino, maleável e grande com uma correspondência de cor razoável. Pode alcançar todas as regiões da face inferior e média, proporcionando cobertura em defeitos amplos. A sua principal desvantagem é a necessidade de um segundo procedimento cirúrgico para a divisão do retalho. A aparência pós-operatória do paciente 5 meses após a cirurgia mostra um resultado funcional e cosmético satisfatório.[42]

***Retalho cervicopectoral***

O retalho cervicopectoral é um grande retalho de rotação que é melhor utilizado na reconstrução de grandes defeitos faciais laterais. O retalho cervicopectoral foi descrito pela primeira vez por Becker (1978) e constitui, de facto, a extensão torácica do retalho cervicofacial. É composto por uma parte facial, uma cervical e uma torácica. As partes cervical e torácica são de extensão padrão devido ao seu desenho padrão. A extensão da sua parte facial depende da pele facial saudável remanescente após a excisão da lesão facial e do defeito produzido. O retalho é de padrão axial, baseado nas perfurantes da artéria torácica interna, na sua parte torácica e de padrão aleatório no resto. O bordo inferior da ressecção é o bordo superior do retalho. O contorno curva-se posteriormente em torno do lóbulo da orelha e depois corre inferiormente, numa distância de até 2 cm, atrás e paralelamente à borda anterior do músculo trapézio. Em seguida, atravessa a parte acromioclavicular do ombro e o sulco deltopeitoral e continua ao longo da borda lateral do músculo peitoral maior. O membro inferior do retalho volta-se para a parte anterior do tórax, correndo paralelamente à clavícula, cerca de 2-3 cm acima do mamilo. Devido ao facto de o mamilo não ser um ponto de referência estável, especialmente em doentes do sexo feminino, o nível do membro inferior deve corresponder mais precisamente ao terceiro espaço intercostal. O membro inferior horizontal termina 2 cm lateralmente ao bordo esternal. Pode ser necessário um corte posterior na base do retalho para aumentar a rotação. O retalho cervicopectoral fornece tecido semelhante em cor, textura e espessura e preenche os critérios de resultados funcionais e estéticos. Consegue uma exposição adequada do pescoço e da região parotídea; assim, se for necessária uma dissecção do pescoço ou uma parotidectomia, estas podem ser efectuadas em simultâneo. Também pode ser combinado com o retalho miocutâneo do músculo peitoral maior, que fornece a cobertura intra-oral, em defeitos da bochecha de espessura total numa reconstrução de fase única.[42]

# CONCLUSÃO

O tratamento dos doentes com cancro da cabeça e do pescoço requer o envolvimento multidisciplinar do cirurgião de cabeça e pescoço, do cirurgião reconstrutivo, dos oncologistas médicos e de radiação e de uma variedade de outros profissionais, incluindo radiologistas, patologistas, enfermeiros, dietistas, dentistas, terapeutas da fala e da deglutição e assistentes sociais. O papel de cada uma destas especialidades está a ser redefinido à medida que são feitos novos avanços no tratamento. Mesmo com os progressos alcançados nas últimas duas décadas com a quimioterapia e a radioterapia, o tratamento cirúrgico do cancro da cabeça e do pescoço e a sua reconstrução serão uma opção de tratamento importante, quer como terapêutica primária quer como terapêutica de resgate, num futuro previsível. Por conseguinte, a relação entre o cirurgião extirpador e o cirurgião reconstrutivo é vital, e uma compreensão clara da biologia e do comportamento dos tumores malignos da cabeça e do pescoço é crucial para o êxito dos resultados obtidos pelos doentes.

Novas modalidades, como a engenharia de tecidos, estão em fase de desenvolvimento. No futuro, poderemos ter bancos de tecidos para fornecer partes do corpo prontas para reconstrução. Do mesmo modo, os medicamentos serão isentos de toxicidade e de efeitos secundários. Mas até lá, é necessário dominar o método atual de reconstrução. O cirurgião reconstrutivo deve aprender e conhecer pelo menos três retalhos: FFOCF, FRAF e ALT livre, que são suficientes para reconstruir qualquer defeito na cirurgia do cancro da cabeça e do pescoço. A terapia genética e o sistema imunitário estão a ser explorados, e a investigação pretende atacar o cancro a nível celular ou molecular. No futuro, o progresso desta tecnologia determinará o papel que a cirurgia, a quimioterapia e a radioterapia terão no tratamento do cancro. No entanto, a educação em massa para melhorar a higiene oral e os hábitos saudáveis tem um papel importante na prevenção destes cancros na Índia.

A engenharia de tecidos envolve a regeneração de novos tecidos através da utilização de mediadores biológicos ou andaimes. O sucesso da engenharia de tecidos depende da participação efectiva de três componentes - suporte, moléculas de sinalização e células. Todos ou alguns destes componentes são introduzidos para a regeneração de tecidos. Os suportes utilizados atualmente são tecidos naturais como o colagénio, a derme acelular ou a matriz óssea desmineralizada; polímeros como o ácido poliglicólico ou metal (titânio).

O suporte deve ter propriedades mecânicas para proporcionar a morfologia do tecido e propriedades químicas para servir de transportador de biomoléculas. As moléculas de sinalização a incorporar no sistema fornecerão sinalização para ativar a regeneração dos tecidos. Estas moléculas podem assumir a forma de moléculas biologicamente activas (por exemplo, rhBMP), de terapia genética para fornecer genes que codificam a molécula biologicamente ativa ou de células específicas do tecido (por exemplo, condrócitos, queratinócitos). A engenharia de tecidos foi a que mais progrediu na regeneração óssea. A RhBMP-2 e a rh-BMP-7 estão a ser utilizadas para a fusão da coluna vertebral e para as não uniões de ossos longos.

Na região da cabeça e do pescoço, está a ser utilizado na regeneração alveolar e em procedimentos de aumento do pavimento sinusal. Este conceito foi recentemente aplicado na regeneração de um defeito ósseo segmentar de 6 cm na mandíbula. As células estromais da medula óssea carregadas num suporte de matriz óssea desmineralizada foram utilizadas com sucesso em defeitos ósseos da calvária. A cultura de condrócitos autólogos ex vivo e a sua colocação num suporte de ácido poliglicólico foram utilizadas para a regeneração da cartilagem. Esta técnica foi utilizada com êxito na reconstrução da cartilagem auricular em animais.

Outra área em que a engenharia de tecidos se mostra promissora é a regeneração da traqueia. Estudos em animais, nos quais os condrócitos compostos foram colocados em suportes de ácido poliglicólico e posteriormente semeados com células epiteliais, demonstraram a regeneração da subunidade epitelial composta de células de cartilagem-transição da traqueia.

Os rápidos progressos na cirurgia reconstrutiva da cabeça e do pescoço ajudaram a desenvolver estratégias fiáveis e eficazes para restaurar a forma e a função. O advento da engenharia de tecidos mostra-se promissor para o futuro, reduzindo a morbilidade da zona dadora e melhorando o resultado estético e funcional.

Escusado será dizer que as opções de tratamento devem ser individualizadas para cada doente e que há casos em que a quimiorradiação primária concomitante não é considerada o tratamento de eleição. Esses casos incluem o envolvimento do tumor no osso e lesões grandes com destruição extensa da cartilagem, que são melhor eliminadas por ressecção cirúrgica do que por quimiorradiação. O único subsítio da cabeça e pescoço em que a cirurgia ainda tende a ser a escolha de tratamento de primeira linha é a cavidade oral. No entanto, mesmo na cavidade oral, a radioterapia pós-operatória está indicada para a maioria das lesões em estado avançado. O futuro das modalidades de preservação de órgãos é muito promissor, à medida que o cetuximab e os agentes mais recentes gefitinib e erlotinib são adicionados aos protocolos de tratamento. Naturalmente, o objetivo de todos os ensaios clínicos é melhorar a qualidade de vida e a sobrevivência global dos doentes.

# REFERÊNCIAS

1. EDGERTON MT Jr. Substituição do revestimento da cavidade oral após cirurgia. Cancer. 1951 Jan;4(1):110-9. doi: 10.1002/1097-0142(195101)4:1<110::aid-cncr2820040111>3.0.co;2-v. PMID: 14801777.
2. MCGREGOR IA. O RETALHO TEMPORAL NO CANCRO INTRA-ORAL: A SUA UTILIZAÇÃO NA REPARAÇÃO DO DEFEITO PÓS-EXCISIONAL. Br J Plast Surg. 1963 Out;16:318-35. doi: 10.1016/s0007-1226(63)80135-6. PMID: 14077767.
3. Orticochea M. Técnica de reconstrução do couro cabeludo com quatro retalhos. Br J Plast Surg. 1967 Abr;20(2):159-71. doi: 10.1016/s0007-1226(67)80032-8. PMID: 5337891.
4. Zisser G. A contribution to the primary reconstruction of the upper lip and labial commissure following tumor excision (Uma contribuição para a reconstrução primária do lábio superior e da comissura labial após a excisão de um tumor). J Maxillofac Surg. 1975 Dec;3(4):211-7. doi: 10.1016/s0301-0503(75)80047-6. PMID: 1060708.
5. Goldstein MH. Um retalho miocutâneo de vermelhão expansivo de tecido para reparação de lábios. Plast Reconstr Surg. 1984 maio;73(5):768-70. doi: 10.1097/00006534-198405000-00008. PMID: 6718575.
6. Howaldt HP, Bitter K. O retalho miocutâneo do platisma para a reconstrução de defeitos intra-orais após ressecção radical de tumores. J Craniomaxillofac Surg. 1989 Jul;17(5):237-40. doi: 10.1016/s1010-5182(89)80076-9. PMID: 2760228.
7. Vural E, Batay F, Key JM. Glabellar frown lines as a reliable landmark for the supratrochlear artery. Otolaryngol Head Neck Surg. 2000 Nov;123(5):543-6. doi: 10.1067/mhn.2000.110540. PMID: 11077337.

8. Zhang HM, Yan YP, Qi KM, Wang JQ, Liu ZF. Estrutura anatómica da almofada de gordura bucal e as suas adaptações clínicas. Plast Reconstr Surg. 2002 Jun;109(7):2509-18; discussão 2519-20. doi: 10.1097/00006534-200206000-00052. PMID: 12045584.
9. Bill TJ, Hoard MA, Gampper TJ. Aplicações do oxigénio hiperbárico na cirurgia otorrinolaringológica da cabeça e do pescoço: retalhos cutâneos faciais. Otolaryngol Clin North Am. 2001 Aug;34(4):753-66, vi. doi: 10.1016/s0030-6665(05)70017-7. PMID: 11511474.
10. Schulte DL, Sherris DA, Kasperbauer JL. A base anatómica do retalho de Abbé. Laryngoscope. 2001 Mar;111(3):382-6. doi: 10.1097/00005537-200103000-00004. PMID: 11224765.
11. Aiache A. O coxim adiposo do suborbicularis oculi: um estudo anatómico e clínico. Plast Reconstr Surg. 2001 May;107(6):1602-4; discussion 1605-6. doi: 10.1097/00006534-200105000-00050. PMID: 11335843.

12. Nakajima H, Imanishi N, Aiso S. Artéria facial no lábio superior e nariz: anatomia e aplicação clínica. Plast Reconstr Surg. 2002 Mar;109(3):855-61; discussão 862-3. doi: 10.1097/00006534-200203000-00003. PMID: 11884796.
13. Pinar YA, Ikiz ZA, Bilge O. Anatomia arterial do pavilhão auricular: sua importância para a cirurgia reconstrutiva. Surg Radiol Anat. 2003 Jul-Aug;25(3-4):175-9. doi: 10.1007/s00276-003-0128-8. Epub 2003 Sep 4. PMID: 14504820.
14. Butler CE. Reconstrução de defeitos marginais da orelha com retalhos de avanço do rebordo helicoidal condrocutâneo modificado. Plast Reconstr Surg. 2003 May;111(6):2009-13. doi: 10.1097/01.PRS.0000056834.94472.4C. PMID: 12711964.

15. Jones NF, Vögelin E, Markowitz BL, Watson JP. Reconstrução de defeitos mandibulares compostos com um retalho osteocutâneo fibular em dupla camada. Plast Reconstr Surg. 2003 Sep;112(3):758-65. doi: 10.1097/01.PRS.0000070981.73721.8D. PMID: 12960856.
16. Wilhelmi BJ, Mowlavi A, Neumeister MW. O lifting facial seguro com pontos de referência anatómicos ósseos para elevar o SMAS. Plast Reconstr Surg. 2003 Apr 15;111(5):1723-6. doi: 10.1097/01.PRS.0000054237.81611.D8. PMID: 12655222.
17. Haas F, Weiglein A, Schwarzl F, Scharnagl E. O retalho musculocutâneo do trapézio inferior do retalho pediculado ao retalho livre: base anatómica e aplicações clínicas baseadas na artéria escapular dorsal. Plast Reconstr Surg. 2004 May;113(6):1580-90. doi: 10.1097/01.prs.0000117188.03152.10. PMID: 15114117.
18. Mowlavi A, Wilhelmi BJ. O lifting facial SMAS alargado: identificação do limite lateral do músculo zigomático maior utilizando pontos anatómicos ósseos. Ann Plast Surg. 2004 Abr;52(4):353-7. doi: 10.1097/01.sap.0000099712.80882.6b. PMID: 15084877.
19. Pinar YA, Bilge O, Govsa F. Estudo anatómico da irrigação sanguínea da região perioral. Clin Anat. 2005 Jul;18(5):330-9. doi: 10.1002/ca.20108. PMID: 15971214.
20. Atamaz Pinar Y, Govsa F, Bilge O. As caraterísticas anatómicas e a utilização cirúrgica da artéria submental. Surg Radiol Anat. 2005 Aug;27(3):201-5. doi: 10.1007/s00276-005-0317-8. Epub 2005 Jul 8. PMID: 16003485.
21. Yoshioka N, Rhoton AL Jr. Anatomia vascular do retalho pericraniano de base anterior. Neurosurgery. 2005 Jul;57(1 Suppl):11-6; discussion 11-6. doi: 10.1227/01.neu.0000163477.85087.b1. PMID: 15987565.
22. Loukas M, Hullett J, Louis RG Jr, Kapos T, Knight J, Nagy R, Marycz D. Uma observação detalhada das variações da artéria facial, com

ênfase na artéria labial superior. Surg Radiol Anat. 2006 Jun;28(3):316-24. doi: 10.1007/s00276-006-0093-0. Epub 2006 Mar 18. PMID: 16547605.

23. Krunic AL, Weitzul S, Taylor RS. Retalho de avanço condrocutâneo para reconstrução de defeitos do rebordo helicoidal em cirurgia dermatológica. Australas J Dermatol. 2006 Nov;47(4):296-9. doi: 10.1111/j.1440-0960.2006.00299.x. PMID: 17034477.

24. Tan ST, MacKinnon CA. Deep plane cervicofacial flap: uma técnica útil e versátil em cirurgia de cabeça e pescoço. Head Neck. 2006 Jan;28(1):46-55. doi: 10.1002/hed.20317. PMID: 16302190.

25. Caminer DM, Newman MI, Boyd JB. Angular nerve: new insights on innervation of the corrugator supercilii and procerus muscles. J Plast Reconstr Aesthet Surg. 2006;59(4):366-72. doi: 10.1016/j.bjps.2005.09.011. PMID: 16756251.

26. Erdogmus S, Govsa F, Celik S. Caraterísticas da inervação dos músculos extra-oculares. J Craniofac Surg. 2007 Nov;18(6):1439-46. doi: 10.1097/scs.0b013e3181534b41. PMID: 17993897.

27. Hwang K, Kim DJ, Hwang SH. Musculatura da pars marginalis do músculo orbicularis oris superior. J Craniofac Surg. 2007 Jan;18(1):151-4. doi: 10.1097/01.scs.0000248649.77168.ec. PMID: 17251855.

28. Kuriakose, M.A., Sharma, M., & Iyer, S. (2007). Recent advances and controversies in head and neck reconstructive surgery (Avanços recentes e controvérsias na cirurgia reconstrutiva da cabeça e do pescoço). *Indian Journal of Plastic Surgery, 40*, 3.

29. Dim-Jamora KC, Perone JB. Tratamento de tumores cutâneos com cirurgia micrográfica de mohs. Semin Plast Surg. 2008 Nov;22(4):247-56. doi: 10.1055/s-0028-1095884. PMID: 20567701; PMCID: PMC2884874.

30. Al-Hoqail RA, Abdel Meguid EM. Um estudo anatómico e analítico do modíolo: esclarecendo a sua relevância para a cirurgia plástica. Aesthetic Plast Surg. 2009 Mar;33(2):147-52. doi: 10.1007/s00266-008-9187-x. Epub 2008 Jun 13. PMID: 18551340.
31. Vinh VQ, Van Anh T, Ogawa R, Hyakusoku H. Estudos anatómicos e clínicos do retalho supraclavicular: análise de 103 retalhos utilizados na reconstrução de contraturas cicatriciais do pescoço. Plast Reconstr Surg. 2009 May;123(5):1471-1480. doi: 10.1097/PRS.0b013e3181a205ba. PMID: 19407618.
32. Rohrich RJ, Pessa JE. A anatomia e as implicações clínicas da gordura submuscular perioral. Plast Reconstr Surg. 2009 Jul;124(1):266-271. doi: 10.1097/PRS.0b013e3181811e2e. PMID: 19568090.
33. Jeong SM, Park KJ, Kang SH, Shin HW, Kim H, Lee HK, Chung YG. Considerações anatómicas sobre os nervos cutâneos anterior e lateral do couro cabeludo. J Korean Med Sci. 2010 Apr;25(4):517-22. doi: 10.3346/jkms.2010.25.4.517. Epub 2010 Mar 19. PMID: 20357990; PMCID: PMC2844612.
34. Stepnick D, Gilpin D. Cancro da cabeça e do pescoço: uma visão geral. Semin Plast Surg. 2010 May;24(2):107-16. doi: 10.1055/s-0030-1255328. PMID: 22550431; PMCID: PMC3324241.
35. Aksoy F, Veyseller B, Yildirim YS, Acar H, Demirhan H, Ozturan O. Role of nasal muscles in nasal valve collapse. Otolaryngol Head Neck Surg. 2010 Mar;142(3):365-9. doi: 10.1016/j.otohns.2009.12.015. PMID: 20172382.
36. Trussler AP, Stephan P, Hatef D, Schaverien M, Meade R, Barton FE. O ramo frontal do nervo facial através do arco zigomático: relevância anatómica da técnica high-SMAS. Plast Reconstr Surg. 2010 Apr;125(4):1221-1229. doi: 10.1097/PRS.0b013e3181d18136. PMID: 20335873.

37. Moretti A, Vitullo F, Augurio A, Pacella A, Croce A. Tratamento cirúrgico do cancro do lábio. Ata Otorhinolaryngol Ital. 2011 Feb;31(1):5-10. PMID: 21808457; PMCID: PMC3146335.
38. Singh S, Singh RK, Pandey M. Reconstrução com retalho nasolabial no cancro oral. World J Surg Oncol. 2012 Oct 30;10:227. doi: 10.1186/1477-7819-10-227. PMID: 23110587; PMCID: PMC3544680.
39. Pallua N, Wolter TP. Avançando: o retalho perfurante da artéria supraclavicular anterior (a-SAP): um novo retalho perfurante pediculado ou livre baseado nos vasos supraclaviculares anteriores. J Plast Reconstr Aesthet Surg. 2013 Abr;66(4):489-96. doi: 10.1016/j.bjps.2012.11.013. Epub 2012 Dec 25. PMID: 23273641.
40. Steel BJ, Cope MR. Uma breve história de retalhos livres vascularizados na região oral e maxilofacial. J Oral Maxillofac Surg. 2015 Abr;73(4):786.e1-11. doi: 10.1016/j.joms.2014.12.005. Epub 2014 Dec 13. PMID: 25795581.
41. Yadav P. Avanços recentes na reconstrução do cancro da cabeça e pescoço. Indian J Plast Surg. 2014 maio; 47 (2): 185-90. doi: 10.4103/0970-0358.138939. PMID: 25190912; PMCID: PMC4147451.
42. Thomaidis, Vasilios. (2014). Retalhos cutâneos na reconstrução da cabeça e do pescoço: Da Anatomia à Cirurgia. 10.1007/978-3-642-41254-7.
43. Deng M, Higgins HW 2nd, Lesiak K, Decker AB, Regula CG, Stevenson ML, Raphael B, Depry J, Scott JF, Bangash H, Ochoa SA, Ibrahimi OA, Shafai A, Bordeaux JS, Carucci JA, Cook JL, Goldman GD, Rohrer TE, Lawrence N. Especialização em Cirurgia Reconstrutiva Cutânea de Cabeça e Pescoço. Dermatol Surg. 2019

Jun;45(6):782-790. doi: 10.1097/DSS.0000000000001844. PMID: 30829776.

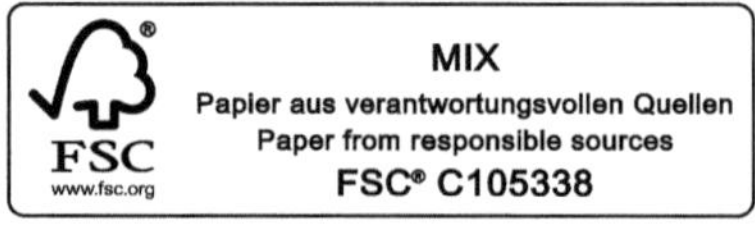


Printed by Books on Demand GmbH, Norderstedt / Germany